Warum
nehme ich
nicht ab?

"Das Essen ist eine ungerechte Sache.
Jeder Bissen bleibt höchstens zwei Minuten im Mund,
zwei Stunden im Magen,
aber drei Monate an den Hüften."

(Christian Dior, Modedesigner)

Susanne Walsleben

Warum nehme ich nicht ab?

Die 100 größten Irrtümer über Essen,
Schlanksein und Diäten

Inhalt

Figurfallen, ade –
Wie Sie Ihr Wunschgewicht auf Dauer halten können

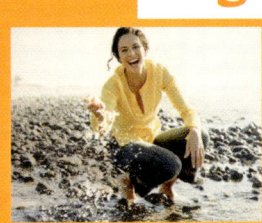

Das Geheimnis einer guten Figur –

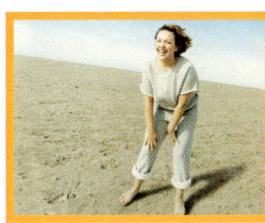

100 Irrtümer über
Ernährung, Schlanksein und Diäten

Schlankpläne
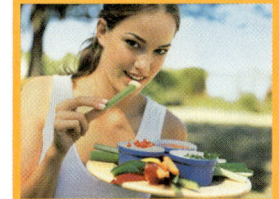

fürs Wohlfühlgewicht:
So nehmen Sie mühelos ab

Das Geheimnis einer guten Figur: Hungere nicht, iss das Richtige

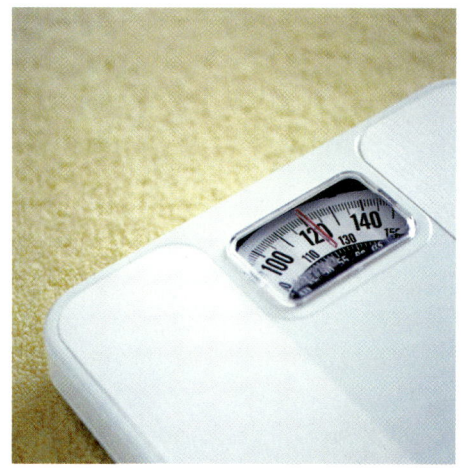

Machen Sie sich nicht zum Sklaven Ihrer Waage

Warum ich dieses Buch geschrieben habe? Weil ich mir die Frage, warum ich eigentlich nicht abnehme, wohl schon mindestens 1000-mal selbst gestellt habe.

Dabei habe ich Diäten ausprobiert, habe gefastet, habe eine Zeitlang überhaupt kein tierisches Eiweiß mehr gegessen und bin auch wirklich jedes Mal schlanker geworden. Aber leider nur für kurze Zeit.

Wie durch einen bösen Zauber waren auf einmal alle Pfunde wieder da. Dass es mir nicht allein so geht, habe ich in den vielen Jahren, in denen ich jetzt schon für Frauenzeitschriften arbeite, immer wieder festgestellt. Briefe von Leserinnen, verzweifelte Anrufe im Wellness-Ressort – und immer wieder dieselbe Frage: Warum nehme ich nicht ab?

Ja, warum eigentlich nicht? Es kann doch eigentlich nicht so schwer sein, ein paar Kilo zu verlieren. Oder etwa doch? Meine eigene Diät-Erfahrung ist ziemlich frustig: Je radikaler und konsequenter ich gehungert habe, umso mehr habe ich später wieder gewogen. Was natürlich auch damit zu tun hat, dass ich, wie viele andere Frauen auch, immer in eine Kleidergröße hineinschrumpfen wollte, die für meinen Körperbau eindeutig eine Nummer zu schmal war. Gibt's ein Geheimnis, einen Königsweg zum Wunschgewicht, den wir bislang nur noch nicht entdeckt haben? Kurze Antwort: nein.

Das ganze Geheimnis einer guten Figur heißt: Hungere nicht, sondern iss das Richtige!

Was aber ist das Richtige? Finger weg vom Fett, sagen die einen, auf keinen Fall Kohlenhydrate die anderen. Möglichst viel Eiweiß essen, behaupten die amerikanischen Diät-Päpste und verkaufen uns gleich noch einen Haufen Eiweißpulver obendrauf.

Uns wird versprochen, dass wir im Schlaf schlank werden oder dass mit dem richtigen Fatburner die Pfunde nur so wegschmelzen. Mal ist der Zucker an allem schuld, dann wieder das Weißmehl.

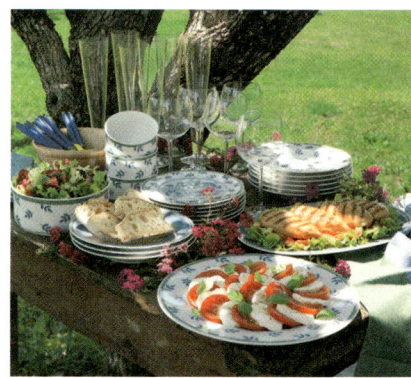

Viel Obst und Gemüse halten Sie auf Dauer schlank

Und immer neue Begriffe prasseln auf uns runter: Low Carb, glykämischer Index, Fatburner, Negativ-Kalorien, Glyx-Diät, Schlankhormone, Lagerfelds 3-D-Diät und so weiter, und so weiter. Wenn Sie jetzt bei allen auf Anhieb wissen, was damit gemeint ist: Hut ab.

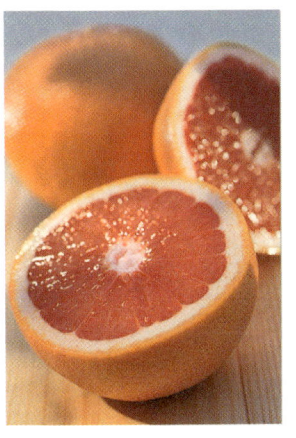

Toller Vitaminkick – Orangensaft, frisch gepresst

Ich hab´s nicht gewusst. Und das ist auch ein Grund, warum ich dieses Buch geschrieben habe. Um eine kleine Schneise in den Diäten-Dschungel zu schlagen und ein bisschen mehr Licht in all die Versprechungen und Wundertüten zu bringen.

Dabei herausgekommen sind 100 gängige Diät-Irrtümer, Ernährungs-Märchen sowie Mythen und Legenden über Sport und Abnehmen im Allgemeinen und Besonderen.

Auf viele dieser Irrtümer bin ich schon selbst hereingefallen, habe zum Beispiel fest geglaubt, dass viele kleine Mahlzeiten am Tag besser sind als drei richtige. Auch so eine zweischneidige Sache. Je mehr ich gefragt habe, umso mehr Antworten habe ich bekommen. Nur – sie haben sich oft widersprochen.

Dieses Buch ist keine wissenschaftliche Abhandlung über Lebensmittelchemie, kein Werk über komplizierte Moleküle und Hormone. Nein, mir ging es um ganz praktische Fragen des Alltags, um möglichst einfache Lösungen, die jeder von uns nachvollziehen kann.

Aber gibt´s denn nun eine Chance, sein Wunschgewicht dauerhaft zu halten? Die gute Nachricht: ja. Die schlechte: Von ein paar dick machenden Essgewohnheiten werden wir uns wohl verabschieden müssen. Denn weitermampfen wie bisher und trotzdem schlank sein – das funktioniert leider doch nicht.

Vor allem im dritten Teil des Buches finden Sie Rezepte und Schlankpläne, die Ihnen den Einstieg in eine gesunde Ernährung erleichtern. Dazu gibt´s eine Menge Slim-Drinks, mit denen Sie auch mal das Glas Wein oder das Bierchen ersetzen können. Der Einfachheit halber spreche ich im Text immer von Kalorien, gemeint ist aber die korrekte Bezeichnung Kilokalorien (kcal). Bei den Rezepten sind die Kalorienzahl sowie die Fettmenge in Gramm angegeben. Das soll Sie aber nicht dazu verleiten, immer und überall Kalorien zu zählen. Kalorien können immer nur ein grober Richtwert sein, das Wichtigste ist, dass Ihnen die neue Ernährung rundum Spaß macht und vor allem schmeckt.

In diesem Sinne wünsche ich Ihnen guten Appetit, eine Menge Aha-Erlebnisse und viel Freude mit diesem Buch.

Susanne Walsleben

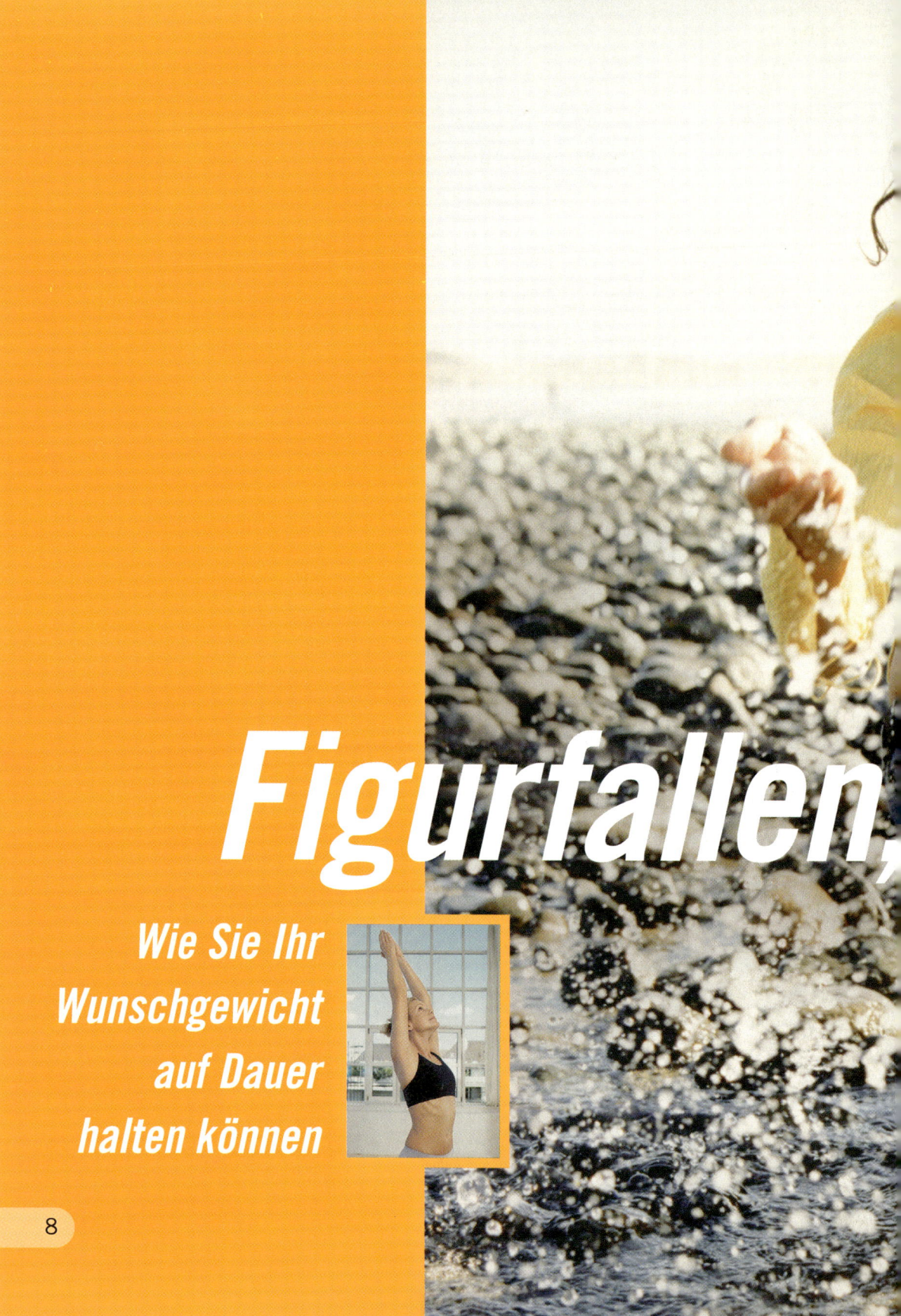

Figurfallen,

Wie Sie Ihr Wunschgewicht auf Dauer halten können

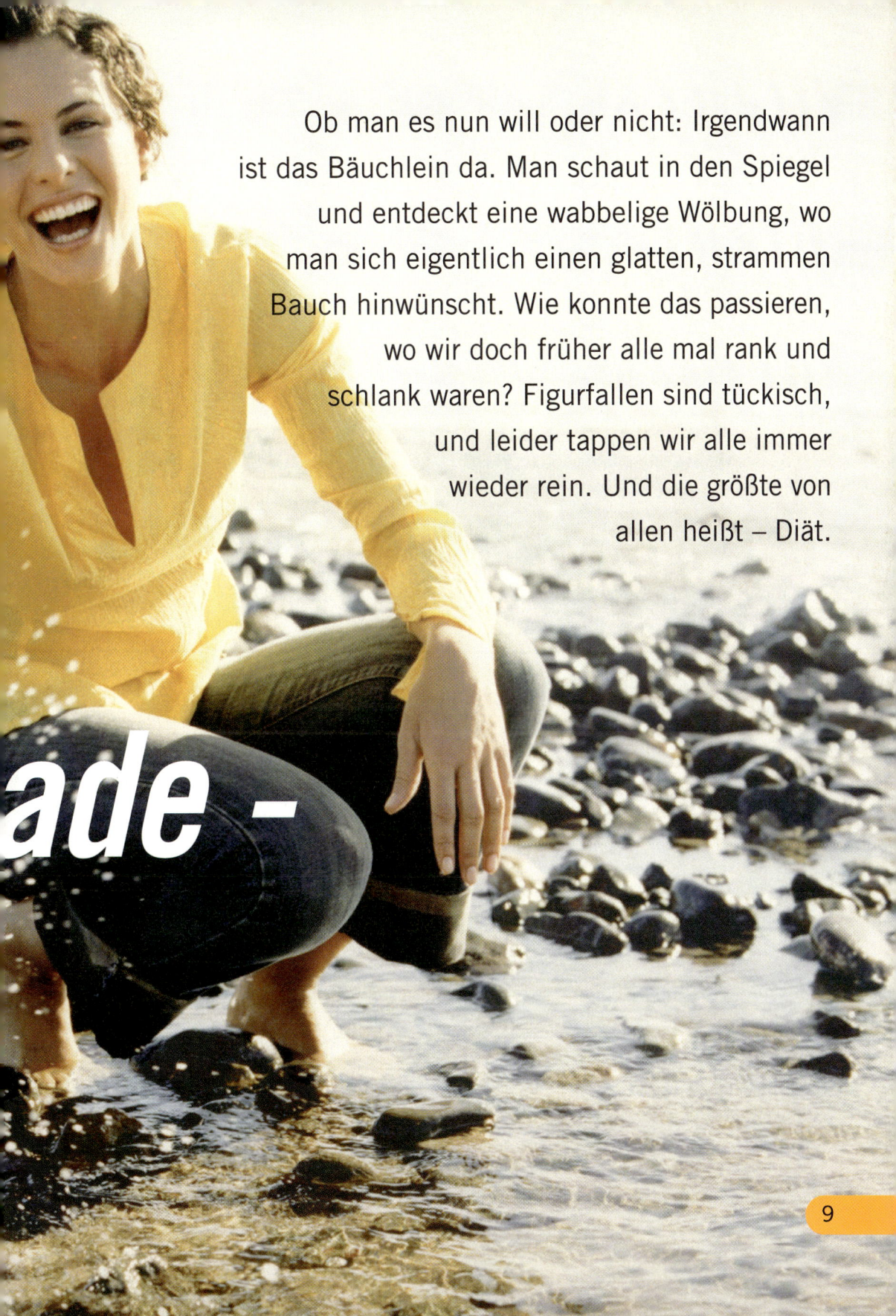

Ob man es nun will oder nicht: Irgendwann ist das Bäuchlein da. Man schaut in den Spiegel und entdeckt eine wabbelige Wölbung, wo man sich eigentlich einen glatten, strammen Bauch hinwünscht. Wie konnte das passieren, wo wir doch früher alle mal rank und schlank waren? Figurfallen sind tückisch, und leider tappen wir alle immer wieder rein. Und die größte von allen heißt – Diät.

ade –

Weg mit den Crash-Diäten: Warum Hungern dick und unglücklich macht

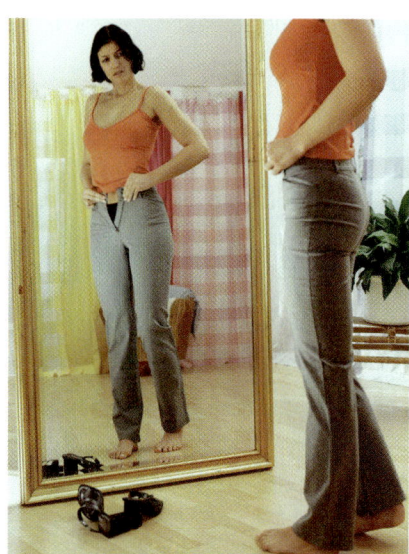

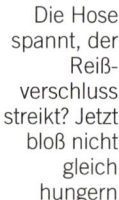

Die Hose spannt, der Reiß-verschluss streikt? Jetzt bloß nicht gleich hungern

Für alle, die endlich ihr Wunschgewicht erreichen und dieses dann auch auf Dauer halten wollen, gilt: Finger weg von schnellen Diäten. So verlockend es auch klingt, in fünf Tagen fünf Pfund leichter zu werden oder in zwei Wochen die Bikini-Figur geschafft zu haben – vergessen Sie´s.

Sie haben zwar bei einer strengen Diät einen relativ schnellen Anfangserfolg, der Hosenbund kneift nicht mehr so sehr, und auch die Waage bestätigt: zwei Kilo geschafft. Doch das, was Sie verloren haben, ist erstmal nur Wasser. Der Körper hat Flüssigkeit ausgeschwemmt, was an sich auch ganz in Ordnung ist. Nur – einen dauerhaften Schlankerfolg kriegen Sie damit nicht hin.

So macht Abnehmen keinen Spaß: Erst wird man dünner, und dann nimmt man wieder zu

Es klingt paradox, aber wer sich jemals durch eine Crash- oder Blitzdiät gequält hat, wird mir zustimmen: Diäten machen dick. Ganz egal, für welche Diät Sie sich entscheiden, die Kilos, die Sie jetzt verlieren, haben Sie höchstwahrscheinlich bald wieder drauf. Und schlimmer noch: vermutlich sogar mehr als zuvor. Kann doch gar nicht sein, wenden Sie jetzt vielleicht ein, während der Diät nimmt man doch ab. Stimmt. Und danach?

Finger weg von strengen Diäten: Die bringen nur Abnehm-Frust

Wie lange wollen – oder besser gesagt können – Sie eine Kiwi-Reis-Diät, eine Zitrus-Diät, eine Erdbeer-Diät durchhalten, bevor Ihr Körper einen unstillbaren Jieper auf Hamburger, Pommes frites, Bratkartoffeln oder Schokolade bekommt? Sagen wir mal fünf Tage, und das ist bei einer einseitigen Diät wie zum Beispiel einer Zitrus-Diät auch wirklich genug.

Nur – die Pfunde, die tatsächlich gepurzelt sind, während Sie helden-haft Zitronen ausgepresst, Kiwis gelöffelt und labberigen ungewürzten Reis gegessen haben, kleben in Nullkommanichts wieder an den Hüften. Und das schöne Erfolgs-erlebnis als der Rock- oder Hosenbund endlich nicht mehr zu eng war, verwandelt sich in Frust: Warum nehme ich bloß nicht ab?

Je strenger die Diät, umso größer ist der Heißhunger auf alles, was dick macht

Hinzu kommt, dass einseitige und schnelle Diäten Gift für die Gesundheit sind. Nehmen wir zum Beispiel die Ananas-Diät. Das Prinzip ist kinderleicht: Man isst ausschließlich frische Ananas bzw. trinkt Ananassaft. Konservenfrüchte kommen nicht in Frage, da sie in der Regel gezuckert sind. Sicher ist: Ananas enthalten jede Menge Enzyme, zum Beispiel Bromelain, das verdauungsfördernd wirkt. Ob aber Bromelain wirklich schlank macht, ist wissenschaftlich nicht eindeutig bewiesen.

Wer die Ananas-Diät schon mal ausprobiert hat, weiß, dass man durch Wasserverlust am Anfang relativ schnell Gewicht verliert. Aber nach ein paar Tagen reagiert der Körper mit Heißhunger auf fettige, salzige Nahrungsmittel. Ganz klar, eine Ananas enthält weder Fett noch Eiweiß. Und um 1000 Kalorien zu sich zu nehmen, müssten Sie zwei ganze Ananasfrüchte essen. Die meisten brechen eine Ananas-Diät vorzeitig ab.

Diät – jede zweite Frau hat´s schon versucht

Ich kenne viele Frauen, die inzwischen eine Menge Diäten ausprobiert haben. Nach einer aktuellen Umfrage der DAK hat jede zweite Frau in Deutschland (aber nur jeder fünfte Mann) Erfahrungen mit einer Diät. Jede fünfte Frau hat sogar schon mehrmals versucht, durch eine Diät abzunehmen. Es gibt aber auch einen positiven Trend: Nulldiäten oder Radikaldiäten sind nicht mehr so gefragt. Lediglich zwölf Prozent der Frauen wollen mit nur einem Lebensmittel (Ananas) schlank werden. Der Rest isst lieber einfach weniger oder verzichtet bewusst auf bestimmte Lebensmittel (zum Beispiel auf fette Wurst). Dennoch haben fast alle dasselbe Problem: Die euphorisch begonnene Diät zeigt Erfolge, aber nach ein paar Wochen hat man bestenfalls sein altes Gewicht, schlimmstenfalls ein höheres. Woran liegt das bloß?

Vitalkick mit Ananas
INFO

Dass Ananas den Ruf eines Diätwunders hat, liegt am hohen Wasseranteil (85 Prozent) und an den wenigen Kalorien (55 kcal/ 100 g). Sie enthält wertvolle Mineralstoffe wie Kalium, Magnesium, Kalzium und Spurenelemente wie Mangan, Eisen, Kupfer, Zink. In den Tropen gilt sie als Heilmittel gegen vieles (Durchfall, Verstopfung, Appetitmangel). Dies trifft nur auf frische Ananas zu.

Der Jojo-Effekt:
Haben Fettzellen etwa ein Gedächtnis?

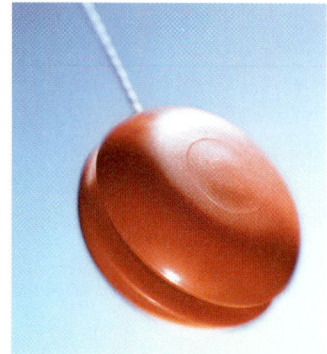

Wie bei einem Jojo: Das Gewicht geht rauf und runter

Er ist ebenso berühmt wie gefürchtet: Gibt man bei google.de den Suchbegriff „Jojo-Effekt" ein, meldet die Suchmaschine 45.200 Treffer auf deutschen Internet-Seiten. Darunter wissenschaftliche Erklärungen, aber auch eine Menge Erfahrungsberichte von Frauen, denen der Jojo-Effekt zu einem höchst unerwünschten Lebensbegleiter geworden ist.

Ein wandelnder Jojo-Effekt ist übrigens unser Ex-Außenminister Joschka Fischer. Nach einem radikalen Abspecken vor einigen Jahren noch sehnig, schlank und ein durchtrainierter Marathonläufer, ist er heute auf dem besten Weg, figurmäßig Altkanzler Helmut Kohl Konkurrenz zu machen. Auch Hollywoodstar Kate Winslet, im Kinohit „Titanic" noch schmal und zierlich, führt einen beständigen Kampf gegen ihr Körpergewicht. Mal ist sie schlank, dann wieder pummelig. In einem Zeitschriften-Interview sagte sie kürzlich, ihr Gewicht sei ihr egal. Trotzdem ist sie ständig auf Diät. Und wer ist an allem schuld? Der Jojo-Effekt.

Während einer Diät signalisiert der Körper dem Gehirn: Hilfe, ich verhungere

Hauptverursacher des so genannten Jojo-Effekts ist unser Körper selbst. Während einer Diät stellt er sich im wahrsten Sinne des Wortes auf magere Zeiten ein und schaltet den Stoffwechsel herunter. Er senkt automatisch den Verbrauch und passt sich der Mangelsituation an, die wir durch die Diät herbeiführen. Wir geben unserem Körper bewusst weniger Nährstoffe – weil wir ja schlanker werden wollen – er drosselt daraufhin den Grundumsatz. Dabei mobilisiert er zunächst seine Kohlenhydratreserven, erst wenn diese aufgebraucht sind, greift er auf die Fettpolster zurück. Mit anderen Worten: Er hat sich der Diät, der „Hungersnot", angepasst. Was unseren Vorfahren das Überleben sicherte, stürzt uns in der Wohlstandsgesellschaft in den Diätfrust.

Für die Evolution war der Jojo-Effekt wichtig, heute erzeugt er nur noch Abnehm-Frust

Nach der Diät ist vor der Diät:
Wir haben schon wieder zugelegt

Denn wenn wir die Diät beenden, bleibt unser Körper beim niedrigen Kalorienverbrauch. Ernährungsexperten haben herausgefunden, dass wir noch bis zu acht Wochen nach einer Diät weniger Kalorien verbrauchen als davor. Und selbst wenn wir jetzt weniger essen als vor der Diät, füllt unser Körper sofort seine Fettdepots wieder auf und stellt sich damit auf eine neue „Hungersnot" ein. Die ja auch garantiert kommen wird, denn früher

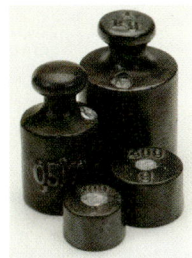

Bin ich zu schwer?

oder später stellen wir fest, dass wir wieder zugenommen haben. Und denken uns: Höchste Zeit für eine Diät. Die Folge: Wir geraten in einen Teufelskreis aus Abnehmen – Zunehmen – Abnehmen – Zunehmen.

Das Gemeine an der Sache: Im Lauf der Jahre wird es immer schwieriger, die Jojo-Effekt-Pfunde wieder runterzukriegen. Und je mehr Diäten wir machen, umso konsequenter läuft der Körper auf Sparflamme in mageren Zeiten und nutzt jede Möglichkeit, um seine Fettdepots neu zu füllen. Bei diesem System werden wir mit hundertprozentiger Sicherheit nach jeder neuen Diät dicker als zuvor sein.

In Windeseile schlank werden? Besser nicht. Langsam abnehmen hält länger

Den Jojo-Effekt austricksen – geht das?

Gute Nachricht vorweg: ja. Allerdings nur, wenn Sie auf Crash-Diäten und einseitige Ernährung konsequent verzichten. Also eben keine Ananas-Diät, keine Erdbeer-Diät, keine Spargel-Diät, sondern ein ausgewogenes Ernährungsprogramm.

Besser auch, Sie vergessen die schnellen Erfolge, die Wochenend-Diäten, die Sie mindestens drei Kilo leichter machen sollen. Hier gilt leider: Wer schnell abnimmt, nimmt noch schneller wieder zu.

Den Jojo-Effekt auszutricksen bedeutet, über einen längeren Zeitraum sanft abzunehmen. Die Deutsche Gesellschaft für Ernährung empfiehlt zum Beispiel folgendes Schlanktempo: Um ein Kilo abzuspecken, müssen 7000 Kalorien eingespart werden. Wenn Sie pro Tag rund 500 Kalorien weniger zu sich nehmen als sonst, sind Sie in 14 Tagen ein Kilo leichter. Das kommt Ihnen zu langsam und zu wenig vor? Hat aber den großen Vorteil, auf stressfreie Art ein neues Essverhalten zu lernen. Und auf Dauer Ihr Wunschgewicht zu halten.

Sonne und Diät – das schadet der Haut

INFO

In Verbindung mit Sonne werden strenge Diäten gemein zur Haut. Eine repräsentative Umfrage des Freiöl-Instituts für Hautforschung hat ergeben, dass mehr als 40 Prozent der Frauen nach einer Diät über Hautprobleme klagen: Rötungen, müde Gesichtshaut, Falten. Sommersonne verstärkt diesen Effekt. Deshalb: keine Diät, sondern gesunde Mischkost.

Schlank ohne Diät –
so kommen Sie zum Ziel

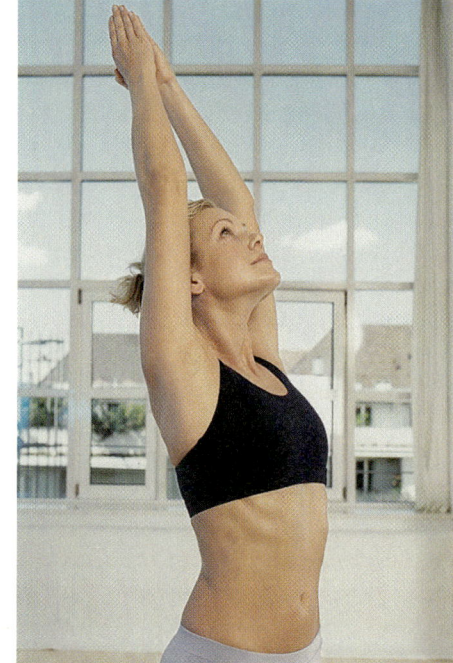

Abnehmen fängt im Kopf an – ohne die richtige Einstellung geht gar nichts

Damit wir uns auf Dauer vom Abnehmfrust verabschieden können, gilt also: Finger weg von den Wunder-Diäten und hin zum typgerechten Slimfood, einer Ernährung, die leicht, gesund ist und zu uns passt. Was wir dafür brauchen?

- eine neue, entspannte Einstellung zu unserem Körper
- ein Essverhalten, das uns glücklich und satt, aber trotzdem nicht dick macht
- eine abwechslungsreiche Ernährung, die uns in erster Linie schmeckt
- Methoden, mit denen wir den alltäglichen Stress besser in den Griff kriegen
- einen Partner und eine Familie, die unseren Wunsch, künftig Figurfallen zu vermeiden, unterstützt
- den festen Vorsatz, uns mehr als bisher zu bewegen
- ein Schönheitsideal, das sich nicht von klapperdürren Models in Mode-Zeitschriften beeinflussen lässt
- das Selbstbewusstsein, zu seiner Figur zu stehen
- die Freude daran, sich und seine Familie gesund, leicht und lecker zu ernähren
- sich endlich mehr Zeit für sich selbst zu nehmen
- endlich auf ausreichend Schlaf zu achten

Schlank sein wie ein Model – wollen wir das wirklich?

Auf Modefotos und im Fernsehen sieht das immer toll aus: Gertenschlanke Frauen wie Claudia Schiffer und Naomi Campbell tragen raffinierte Designerkreationen und schreiten hüftschwingend über den Laufsteg. Neidisch kann man da werden, oder nicht?

Das international gefragte Topmodel Carré Otis hat in Interviews sehr eindrucksvoll beschrieben, wie sehr sie unter den ständigen strengen Diäten gelitten hat. 17 Jahre lang hungerte sie sich auf Größe 36 und weniger herunter, heute trägt sie eine entspannte 40er. Dem Magazin „Stern" verriet sie in einem Gespräch, dass 17 Jahre Hungern, Drogen und Brechmittel einen schlimmen Tribut forderten. Mit 30 Jahren hatte Carré Otis drei Löcher im Herzen, war lebensbedrohend krank. Heute modelt sie für ein italienisches Modehaus, das sich auf große Größen spezialisiert hat. Isst das, worauf sie Lust hat, achtet dabei auf gesunde Ernährung. „Ich habe meine Balance gefunden", sagt sie. Carré Otis macht täglich Yoga und lässt sich von einer simplen Waage im Bad nicht mehr in Angst und Schrecken versetzen. „Hat ja alles keinen Sinn, an einem Tag sitzt die Jeans locker, am nächsten hängt der Bauchspeck wieder drüber."

Gute Futterverwerter, schlechte Futterverwerter – ist da tatsächlich was dran?

Gehen Sie mal in Gedanken Ihren Freundeskreis durch. Wetten, dass Sie eine Freundin, eine Bekannte oder Kollegin haben, die essen kann, was sie will und trotzdem nicht zulegt. Wir anderen dagegen schlendern an einer Konditorei vorbei und setzen schon vom Hingucken an. Meine Oma sagte früher: „Du bist eben ein guter Futterverwerter." Dieser Frust verfolgt mich übrigens heute noch. Meine Freundin Petra trägt Größe 36, bestellt aber beim Italiener Pasta als Vorspeise, um dann noch beim Lammbraten zuzuschlagen.

Essen wie ein Scheunendrescher und nicht zulegen – das gibt's wirklich

     Heute sind sich die Ernährungsexperten einig, dass die These von den guten und schlechten Futterverwertern nicht nur ein Spruch aus dem Volksmund ist. Grund dafür, dass die einen schnell und die anderen wenig oder gar nicht zunehmen, ist der unterschiedliche Energieverbrauch. Um auf meine Freundin Petra zurückzukommen: Offensichtlich verbraucht sie die Kalorien beim Italiener mit der Geschwindigkeit eines Ferraris, während mein Energieumsatz dem einer Vespa entspricht. Schlechte Nachricht für alle, denen es ebenso geht: Dagegen kann man leider nichts tun – außer die Kalorienzufuhr zu drosseln. Denn die Tendenz, schneller Gewicht zuzulegen, liegt an unseren Genen und wird vererbt.

Wenn uns das Gewicht in die Wiege gelegt wird – wie können wir dann auf Dauer schlanker werden?

Die Wissenschaft spricht von der so genannten Set-Point-Theorie. Vereinfacht gesagt, hat danach jeder von uns eine genetisch vorgegebene Figur und eine Art individuelles Gewicht. Ganz automatisch steuert der Körper immer wieder auf diese erblich angelegte Figur zu. Das machen wir ihm allerdings oft ganz schön schwer. Denn entweder streben wir ein Schönheitsideal an, das unserer individuellen Figur in keinster Weise entspricht und hungern uns ständig ein paar Größen runter. Oder wir legen durch falsche Ernährung und wenig Bewegung viel zu sehr zu. Beides führt unweigerlich zu Frust.

     Wissenschaftler haben versucht, die Set-Point-Theorie durch Tierversuche zu belegen. Zum Beispiel hat man bei Mäusen Gene entdeckt, die das Tier zu einer dicken oder einer dünnen Maus machen können. Es handelt sich um einen speziellen Gendefekt, durch den die Maus das Hormon Leptin nicht bilden kann – und daraufhin dicker wird. Führt man das Hormon künstlich zu, nimmt sie wieder ab. Übergewichtige Menschen mit Leptinmangel sind nach einer Hormon-Therapie auch wieder schlanker geworden.

Ein Maßstab fürs Idealgewicht – wo, bitte, geht´s zur Wunschfigur?

Wir haben es ja geahnt, aber die Wissenschaft bestätigt es auch: Dick ist nicht gleich dick, und dünn ist nicht gleich dünn. Das heißt, Ihr Wunschgewicht muss sich immer auch an bestimmten Besonderheiten Ihrer Figur orientieren. Eigentlich logisch. Eine kleine zierliche Frau ist mit 65 Kilo möglicherweise zu dick, eine große Frau mit kräftigem Knochenbau vielleicht schon zu dünn.

Haben dünne Frauen mehr Sex-Appeal als pummelige? Viele Männer sagen nein

Eine schlichte Kilogramm-Zahl kann also nicht der Maßstab für unser Idealgewicht sein, das gleiche gilt für Schönheitsideale vom Laufsteg. Die Models, die wir in der Werbung, in Zeitschriften oder auf Modeschauen sehen, sind durchweg zu dünn. Die meisten wiegen bei einer Körpergröße von etwa 1,80 m mal gerade 57 Kilo und haben damit Untergewicht.

Außerdem: Schönheitsideale ändern sich. Im Barock liebte man dralle Formen, in den 20er-Jahren des letzten Jahrhunderts sollten Frauen möglichst knabenhaft sein, heute sind die Topmodels groß, dürr, knochig und möglichst ohne Taille.

Broca oder BMI – wer hat Recht?

Schauen wir uns lieber nach mehr oder weniger objektiven Kriterien fürs Gewicht um: so genannten Figurformeln. Der französische Arzt Paul Broca entwickelte im 19. Jahrhundert die Broca-Formel, um Normal- und Idealgewicht zu errechnen.

Die Formel ist relativ einfach: Körpergröße in Zentimetern minus 100. Daraus ergibt sich das Normalgewicht. Idealgewicht errechnen Sie, wenn Sie bei Männern nochmals zehn Prozent, bei Frauen 15 Prozent abziehen.

Als übergewichtig gilt, wer zehn Prozent über dem Normalgewicht liegt. Brocas Formel hat allerdings den Nachteil, dass sie sich hauptsächlich auf Menschen zwischen 1,60 Meter und 1,80 Meter Körpergröße anwenden lässt. Bei kleineren oder größeren Menschen sind die Werte nicht mehr aussagekräftig. Heute gilt die Broca-Formel zudem als veraltet und wird eigentlich kaum noch verwendet.

Rechnen Sie Ihren Body-Mass-Index aus, und Sie sehen, ob Ihr Gewicht stimmt

Der moderne Gewichtsmaßstab ist der so genannte Body-Mass-Index (BMI). Im Vergleich zur Broca-Formel berücksichtigt der Body-Mass-Index wesentlich stärker die Körpergröße. Die Formel ist etwas komplizierter, lässt sich aber dennoch mit dem Taschenrechner schnell austüfteln.

Man dividiert das Körpergewicht (kg) durch die Körpergröße (m) zum Quadrat. Ein Beispiel: Eine 1,70 m große Frau, die 60 Kilo wiegt, hat einen BMI von: 60 : (1,70 x 1,70) = 60 : 2,89 = 20,76

Damit hat sie nach dieser Formel ihre Traumfigur erreicht. Ein Body-Mass-Index zwischen 19 und 24 gilt bei Frauen als Idealgewicht, bei Männern liegt er zwischen 20 und 25. Nach der Broca-Formel würde das Idealgewicht in unserem Rechenbeispiel übrigens 59,5 Kilo betragen, also etwas weniger als der BMI vorsieht.

BMI-Übersicht

Kategorie	BMI Frauen	BMI Männer	Was ist zu tun?
Untergewicht	< 19	< 20	Sie sind untergewichtig und möglicherweise auf dem Weg in die Magersucht. Sie müssen zunehmen.
Normalgewicht	19–24	20–25	Ihr Gewicht stimmt. Prüfen Sie, ob Sie sich gesund ernähren und ausreichend Sport machen.
Adipositas I	25–30	26–30	Hier beginnt die Kategorie Übergewicht. Ändern Sie Ihr Ess-Verhalten.
Adipositas II	31–39	31–39	Denken Sie an Ihre Gesundheit – Sie sollten dringend abnehmen.
Adipositas III	>40	>40	Lassen Sie sich von Ihrem Arzt beraten, damit Ihr Übergewicht behandelt werden kann.

Unter Adipositas versteht man übrigens eine übermäßige Ansammlung von Fettgewebe im Körper. Adipositas gilt heute als chronische Gesundheitsstörung. Nach Erhebungen der Deutschen Adipositas-Gesellschaft ist inzwischen etwa jeder dritte Erwachsene in Deutschland deutlich übergewichtig. Knapp fünf Prozent der Gesundheitsausgaben in den Industrieländern werden für die Behandlung von Übergewicht aufgewendet.

Und noch eine Formel: Waist to Hip Ratio

Sollten Sie jetzt schon hin und her gerechnet haben, besorgen Sie sich noch ein Maßband, denn hier geht's um den Umfang von Taille und Hüfte. „Waist to Hip Ratio", abgekürzt WHR, heißt übersetzt „Taille-zu-Hüfte-Verhältnis", und auch durch diesen Wert können Sie erkennen, ob Ihre Figur im Prinzip stimmt.
Und so errechnen Sie Ihren WHR: Messen Sie Ihren Taillenumfang in cm und teilen Sie ihn durch Ihren Hüftumfang in cm.

$$\text{Waist to Hip Ratio} = \frac{\text{Taillenumfang (cm)}}{\text{Hüftumfang (cm)}}$$

Misst Ihre Taille beispielsweise 80 cm und Ihre Hüfte 100 cm, dann haben Sie einen WHR von 0,8. Und das wäre völlig in Ordnung, denn bei Frauen gilt die Fettverteilung im Körper als ideal, wenn der WHR nicht größer als 0,85 ist.
Bei Männern sollte das Verhältnis von Taille und Hüfte nicht größer als 1,0 sein.

Typgerechte Ernährung – was ist das eigentlich?

Ganz klar, wer abspecken will, der kann das nur, wenn sein Ernährungsprogramm zu ihm passt. Es hat keinen Sinn, sich zu einem Frühstücksmüsli zu zwingen – auch wenn es noch so gesund ist –, wenn man nun mal partout kein Müsli mag. Und wir wissen alle, wie schwierig es ist, eine ausgewogene Kost, bei der man sich minutiös an die angegebenen Rezepte halten muss, im Joballtag umzusetzen.

Oder wie schnell der feste Vorsatz endlich abzunehmen in der Familie scheitern kann, weil man es einfach nicht schafft, für Mann und Kinder „normal" und für sich selbst „schlank" zu kochen.

Sich selbst auf ein dauerhaftes gesundes Slimprogramm zu setzen, bedeutet selbstverständlich auch, sich von bestimmten „dick machenden" Gewohnheiten zu verabschieden. Aber wer will – und kann – dafür schon sein ganzes Leben radikal umkrempeln? Muss ja auch gar nicht sein. Entscheidend ist, sein Essverhalten so umzustellen, dass Essen Spaß macht und die Traumfigur trotzdem kein Traum bleibt.

Test: Welcher Ess-Typ sind Sie?

Nehmen Sie sich Zeit für den Test und machen Sie ihn ruhig mit Ihrem Partner zusammen

In diesem Test finden Sie 16 Fragen mit jeweils sechs Antworten. Lesen Sie sich Fragen und Antworten in Ruhe durch, nehmen Sie einen Bleistift zur Hand und kreuzen Sie dann die Antwort an, die am ehesten zu Ihnen passt.

WICHTIG: Kreuzen Sie immer nur eine Antwort an. In den Kästchen hinter den Antworten finden Sie eine Punktzahl. Zählen Sie am Ende, wenn alle Fragen beantwortet sind, Ihre Punktzahl zusammen.

Die Auflösung bzw. Ihren Ess-Typ finden Sie am Ende des Tests. Und schon geht's los:

1. Wie sieht an einem ganz gewöhnlichen Wochentag Ihr Frühstück aus?

- Ich trinke meist nur ein bis zwei Tassen Kaffee oder Tee 0
- Ich mache mir ein Müsli mit Obst und Honig. 25
- Ich mag morgens nichts Süßes und esse lieber ein Käse- oder Wurstbrot . . . 15
- Bei mir gibt´s entweder ein Brötchen oder ein Croissant mit Marmelade. . . . 20
- Ich frühstücke gar nicht zu Hause,
  sondern trinke im Büro oder unterwegs den ersten Kaffee (Tee) 10
- Ich nehme mir morgens bewusst viel Zeit,
  lese in Ruhe die Tageszeitung und frühstücke das, worauf ich Lust habe 5

2. Sie sind mit Freunden im Restaurant verabredet. Welches Verhalten trifft am ehesten auf Sie zu?

- Ich sage offen, dass ich nur einen Salat essen möchte,
  weil ich auf meine Figur achte. 25
- Ich verzichte auf die Vorspeise
  und suche mir ein leckeres Hauptgericht aus 10
- Ich bestelle mir, worauf ich Appetit habe
  und freue mich, wenn´s mir schmeckt 5
- Bei mir ist auch der Preis ausschlaggebend,
  ich will fürs Essen nicht so viel Geld ausgeben 0
- Wenn ich schon zum Essen verabredet bin, schlage ich auch zu
  und esse alles auf. Nach dem Motto: Lieber sich den Bauch verrenken,
  als dem Wirt was schenken 20
- Ich denke mir, lass es dir schmecken,
  dafür sparst du morgen das Frühstück ein 15

3. Mittagspause. Was tun Sie jetzt normalerweise?

- Ich gehe mit Kollegen in die Kantine und esse das, was mir schmeckt 20
- Ich hole mir aus der Kantine
  oder irgendwo um die Ecke einen kleinen Salat. 15
- Meist mache ich mir rasch eine Kleinigkeit
  (Joghurt mit Obst oder einen Snack) 25
- Mittags ist die Familie versammelt, da gibt´s immer was Warmes 5
- Ich habe häufig Geschäftstermine
  und muss mittags oft essen gehen 10
- Ich hole mir einen Hamburger
  oder eine Currywurst mit Pommes frites im Imbiss 0

Notieren Sie hier Ihre Zwischensumme. Weiter nächste Seite

Erkennen Sie sich wieder? Sind Sie unsicher, kreuzen Sie die Antwort an, die am ehesten zu Ihnen passt

4. Sie sind im Supermarkt und kaufen ein. Wie verhalten Sie sich?

- Ich habe mir vorher einen Zettel gemacht und arbeite den sorgfältig ab ... 25
- Ich habe zwar eine Einkaufsliste, aber ich kaufe zusätzlich Lebensmittel, auf die ich plötzlich Lust habe 20
- Ich laufe oft etwas planlos durch den Supermarkt, weil ich mich nicht so recht entscheiden kann, was ich kochen soll 0
- Ich kaufe meist dieselben Standard-Lebensmittel, weil ich selten Neues in der Küche ausprobiere 10
- Ich schaue in erster Linie auf die Preise, achte auf Sonderangebote und danach richtet sich mein Einkauf 15
- Ich kaufe ungern in großen Supermärkten ein. Viel lieber gehe ich zum Markt, in den Bauernladen, zum Gemüsehändler bzw. in kleine Geschäfte, wo ich auf die Qualität vertrauen kann 5

5. Sie haben abends für die Familie gekocht. Wie sieht bei Ihnen eine typische Mahlzeit aus?

- Die Kinder essen am liebsten Pizza, mein Mann will meist irgendwas mit Fleisch, ich selbst esse so mit 0
- Ich koche meist sehr gesund, viel Gemüse, wenn Fleisch, dann am ehesten Geflügel 25
- Ich habe wenig Zeit und Lust zum Kochen, deshalb gibt's oft ein Fertiggericht, zum Beispiel aus der Tiefkühltruhe 15
- Abends essen wir (fast) nie warm, sondern leckere Kleinigkeiten wie Antipasti oder auch nur eine Scheibe Brot mit Käse oder Aufschnitt..... 5
- Zum Essen gehen wir oft aus........................... 10
- Bei uns gibt's abends auf jeden Fall was Warmes.................. 20

6. Sie sitzen zu Hause vor dem Fernseher. Wie sieht's mit Knabbern aus?

- Ich esse nicht beim Fernsehen. Trinke jedoch gern ein Glas Bier oder Wein.. 25
- Ich nasche gern was Süßes am Abend, z. B. Schokolade oder Pralinen 5
- Ich gönne mir oft eine Handvoll Erdnüsse 20
- Da ich für mein Leben gern Chips und Tacos esse, wird abends locker eine Tüte leer.......................... 0
- Meist kriege ich gegen zehn noch mal Hunger, hole mir dann ein Stück Salami oder Käse aus dem Kühlschrank 15
- Wenn ich schon knabbere, dann allenfalls eine Möhre oder ein Stück Stangensellerie.......................... 10

Notieren Sie hier Ihre Zwischensumme. Weiter nächste Seite

7. Am Sonntag kommt Besuch, und es gibt Kaffee und Kuchen. Wie verhalten Sie sich?

- Ich mache mir nicht viel aus Kuchen und esse höchstens ein Stück Obsttorte 25
- Also, ein Stück leckere Sahnetorte muss schon sein 15
- Ich esse mindestens zwei Stück Kuchen und am liebsten immer mit Sahne 20
- Ich esse den Kuchen, um nicht unhöflich zu sein, überlege mir aber, wie ich die Kalorien wieder abtrainieren kann 10
- Ich entschuldige mich, dass ich Kuchen nicht so gut vertrage und trinke nur Kaffee oder Tee 0
- Ich esse Torte für mein Leben gern, die Kalorien sind mir völlig egal 5

8. Manche Menschen kochen leidenschaftlich gern. Wie sieht's bei Ihnen aus?

- Ich bin keine gute Köchin. Ich habe ein paar Rezepte, die gelingen immer – und das reicht mir 25
- Ich probiere wahnsinnig gern neue Rezepte aus, allerdings dürfen die nicht zu kompliziert sein 20
- Kochen ist meine Passion. Ich wage mich sogar an Rezepte von Sterneköchen 5
- Ich stehe so oft in der Küche, da bin ich froh, wenn das Essen schnell und einfach ist 0
- Ich kann überhaupt nicht kochen, es interessiert mich auch nicht sehr 10
- Ich koche höchstens, wenn Gäste kommen 15

9. Es gibt inzwischen viele Produkte in einer so genannten „Light"-Version. Was halten Sie davon?

- Finde ich gut. Ich kaufe sowieso viele fettreduzierte Lebensmittel 20
- Ich weiß nicht, ob das „Light" überhaupt was bringt 15
- Mir schmecken viele „Light"-Versionen nicht 5
- Ich achte sehr auf gesunde Ernährung, deshalb gibt's bei mir auch keine Soßen mit Sahne 20
- Da schon die Kinder in Deutschland immer dicker werden, sollte man noch viel mehr „Light"-Produkte anbieten 0
- Ich entscheide nicht nach dem Fettanteil, sondern nach dem Preis 10

Notieren Sie hier Ihre Zwischensumme. Weiter nächste Seite

Die Hälfte ist fast geschafft. Versuchen Sie, sich nicht selbst zu beflunkern

10. Thema Alkohol. Wie halten Sie´s damit?

- Ich trinke gern mal ein Glas Wein oder Bier, aber nie was Stärkeres 10
- Alkohol trinke ich nur in geselliger Runde 20
- Mir schmeckt Alkohol nicht, deshalb trinke ich so gut wie gar nichts 25
- Ich mag gerne Cocktails und Mixgetränke, Bier ist mir zu bitter 5
- Abends mache ich mir auch mal allein einen Wein auf 0
- Auf Partys kommt es schon vor, dass ich einen über den Durst trinke 15

11. Plötzlich kriegen Sie Jieper auf was Süßes. Was tun Sie?

Noch vier Fragen, und Sie sind durch. Dann wissen Sie mehr über Ihr Ess-verhalten

- Ich widerstehe dem Heißhunger,
  mache mir stattdessen eine Tasse Tee oder Kaffee 25
- Ich reiße eine Tafel Schokolade auf und esse sie mindestens halb auf 5
- Am liebsten esse ich dann eine ganze Tüte Gummibärchen 15
- Ich hole mir einen Fruchtjoghurt aus dem Kühlschrank. 10
- Ich esse eine Banane oder einen Apfel. 20
- Ich esse hemmungslos Süßigkeiten
  und habe hinterher ein schlechtes Gewissen. 0

12. Unser Körper braucht viel Flüssigkeit, mindestens zwei Liter sollen wir täglich trinken. Schaffen Sie das?

- Nein, keine Chance. Ich kann einfach nicht so viel Wasser trinken 0
- Ich nehme es mir fest vor,
  aber im Laufe des Tages vergesse ich es dann wieder. 15
- Ich stelle mir morgens schon das Wasser zurecht
  und trinke es systematisch nach einem festen Plan 25
- Ich trinke zwar viel Kaffee oder schwarzen Tee,
  aber wenig Wasser. 20
- Ich habe tagsüber so viele Termine und Stress im Job,
  da komme ich einfach nicht dazu 10
- Man hört so viel Unterschiedliches über die Menge,
  die man trinken soll, ich mache es jetzt einfach so, wie es mir passt 5

Notieren Sie hier Ihre Zwischensumme. Weiter nächste Seite

13. Immer mehr Menschen sind auch fleischlos glücklich. Gehören Sie dazu?

- Auf keinen Fall. Ich brauche täglich mein Stück Fleisch,
  am liebsten ein saftiges Steak 5
- Ich esse zwar etwas weniger Fleisch als früher,
  aber ganz darauf verzichten könnte ich nicht 10
- Ich achte darauf, welches Fleisch ich esse,
  zum Beispiel eher Geflügel als Rind, ich kaufe auch oft Bio-Fleisch 20
- Ich bin Vegetarier aus Überzeugung, esse aber auch Joghurt und Quark 25
- Ich mache mir zwar nicht viel aus Fleisch, habe aber Angst
  vor Mangelerscheinungen, wenn ich darauf verzichten würde.
  Bei mir gibt´s einmal in der Woche ein Fleischgericht 0
- Mein Mann und meine Familie essen gern Fleisch,
  deshalb kommt es bei uns auch häufig auf den Tisch 15

14. „Fünf am Tag" ist eine gängige Regel von Ernährungsexperten und bedeutet, dass man pro Tag fünf Portionen Obst oder Gemüse verzehren soll. Was halten Sie davon?

- Das mag ja gesund sein, aber ich würde das nie schaffen 10
- Ehrlich gesagt, ich mag keine Rohkost 5
- Ich esse tagsüber viel Obst, in etwa stimmt die Ernährungsregel bei mir . . . 25
- Ich mag bestimmte Gemüsesorten überhaupt nicht
  und esse deshalb nicht viel Grünzeug 20
- Ich habe tagsüber wenig Zeit und kann nicht dauernd Obst knabbern 0
- Ich bemühe mich, viel Obst und Gemüse zu essen,
  halte aber fünf Portionen für völlig übertrieben 15

15. Wer auf seine Figur achtet, zählt gern Kalorien. Gehören Sie dazu?

- Auf jeden Fall, ich habe in meiner Küche sogar eine Kalorientabelle 25
- Ab und zu achte ich schon auf Kalorien, aber meist vergesse ich es 15
- Da ich mir nie merken kann,
  welche Lebensmittel wie viele Kalorien haben, zähle ich nicht 10
- Ständig dies Kalorienzählen – da macht man sich ja
  den ganzen Ess-Genuss kaputt 5
- Wenn ich ein neues Rezept ausprobiere, achte ich schon darauf,
  wie viele Kalorien eine Portion hat – ist mir das zu üppig, lasse ich es 20
- Ich zähle Kalorien nur,
  wenn ich mir mal wieder vorgenommen habe abzunehmen 0

Notieren Sie hier Ihr Gesamtergebnis. Weiter nächste Seite

Zum Schluss noch mal kurz überlegen: Haben Sie sich richtig eingeordnet?

0 bis 60 Punkte
Der Stress-Esser: Futtern gegen Nervosität

Sie sind ein Mensch, der häufig „unter Strom steht", oft angespannt ist und viele Dinge auf einmal erledigen will. Dadurch haben Sie manchmal das Gefühl, auf Ihren Schultern laste einfach zu viel Verantwortung, Sie fühlen sich dann überfordert und ausgebrannt. In solchen Situationen ist Essen für Sie pure Nervennahrung. Ein großer Teller Spaghetti oder ein leckeres Schnitzel mit Kartoffeln und Soße macht Sie nicht nur satt, sondern beruhigt Sie auch. Sie fühlen sich nach dem Essen stärker und den Tücken des Alltags besser gewachsen.

Stress-Esser sind oft sehr empfindsame und sensible Menschen, die dazu neigen, alles perfekt machen zu wollen – und dann zu ihrem Schrecken feststellen, dass dies gar nicht möglich ist. Das wiederum macht Ihnen ein schlechtes Gewissen, Stress und Anspannung werden noch größer. Eigentlich logisch, dass Sie häufig mit Ihrem Gewicht kämpfen. Beim Essen kommt es Ihnen nicht darauf an, was Sie essen, sondern wie Sie möglichst schnell Ihren Frust beseitigen. In solchen Momenten ist es Ihnen auch egal, ob das, was Sie gerade essen, dick macht oder nicht. Wichtig ist, dass Sie sich durchs Kauen sozusagen wieder abregen. Das entspannt, und Sie fühlen sich relaxter. Einen Gefallen tun Sie sich damit nicht. Denn das dicke Ende – im wahrsten Sinne des Wortes – kommt früher oder später garantiert: Die Waage oder Ihr Hosenbund sagen Ihnen, dass Sie zugenommen haben.

Auch umgekehrt gilt: Gewichtszunahme ist häufig ein verstecktes Signal für Stress

Für Stress-Esser
TIPPS

Dreh- und Angelpunkt bei Ihnen ist die Entspannung. Hören Sie auf, sich mit Diäten zu quälen und lernen Sie, mit Stress, Frust und Kummer anders als bisher umzugehen. Zum Beispiel, indem Sie sich mit Entspannungstechniken beschäftigen. Für Frauen ist Yoga oft eine gute Möglichkeit, besser abzuschalten und gleichzeitig auf sanfte Art die Figur zu formen. Yogakurse werden von den Volkshochschulen angeboten, und selbst in kleinen Orten und auf dem Land gibt´s in der Regel sehr gute Yoga-Gruppen. Männer lassen sich erfahrungsgemäß weniger von Yoga begeistern, ihnen hilft oft eher ein Ausdauersport wie Laufen oder Radfahren. Versuchen Sie, auch in Stresssituationen langsam und bewusst zu essen. Wer in solchen Situationen wahllos Pasta oder Süßigkeiten in sich hineinstopft, wird letztlich den Frust nur vergrößern. Steigen Sie von Kohlenhydratbomben (Nudeln) um auf leichtere eiweißhaltige Gerichte wie zum Beispiel Fisch oder mageres Fleisch. Kombinieren Sie dazu viel Gemüse und vor allem mittags – wenn Sie mögen – Salat. Das macht Sie auch satt, Sie essen aber wesentlich kalorienärmer. Und vor allem: Versuchen Sie zumindest beim Essen abzuschalten. Genießen Sie Mahlzeiten als Auszeit vom stressigen Alltag, als Ruheoase, in der Sie Ihrem Körper was Gutes tun.

65 bis 125 Punkte
Der Genuss-Esser: Immer nur vom Feinsten schlemmen

Sie sind ein Mensch, der gerne isst und vor allem gerne gut isst. Selbstverständlich im Restaurant, aber auch zu Hause. Sie legen Wert auf exzellente Kochkunst, probieren selbst auch raffinierte Rezepte aus, beim Einkaufen achten Sie auf die Qualität der Zutaten und Lebensmittel. Sie essen nicht einfach irgendwas bloß weil Sie Hunger haben, sondern sowohl das Essen als auch das Ambiente müssen stimmen. Niemals würden Sie im Restaurant Ihren Teller leer essen, wenn Sie vom Essen nicht restlos überzeugt sind. Eher reklamieren Sie und sagen dem Koch Ihre Meinung.

Essen ist nun mal was Sinnliches, und das soll es auch bleiben. Aber Vorsicht mit den Kalorien

Essen ist für Sie ein sinnliches und lustvolles Erlebnis. Schmeckt es Ihnen, schwelgen Sie geradezu im Kalorienrausch und genießen kulinarische Höhepunkte. Sie können einen Sternekoch verehren wie einen Popstar und kennen nicht nur in Ihrer Umgebung die besten Restaurants und Highlights der Kochkunst. Als Gastgeber sind Sie unschlagbar, weil Sie Ihre Gäste mit den leckersten und feinsten Sachen verwöhnen.

Die Schattenseite der Genuss-Esser ist jedoch häufig ihr Kalorienkonto. Eben weil sie gerne, gut und ausgiebig essen, ist dieses Konto in der Regel überzogen. Und das sieht man ihnen dann auch an – es sei denn, Sie kämpfen immer wieder neu mit einer Diät dagegen an. Was natürlich auch nicht gesund ist.

Für Genuss-Esser
TIPPS

Ihre Lust am Essen sollen Sie auf keinen Fall verlieren, aber in Ihrem Fall ist es sicher sinnvoll, öfter als bisher auf Kalorien zu achten. *Sie müssen ja nicht in Ihrem Lieblingsrestaurant das üppigste und gehaltvollste Essen auf der Speisekarte bestellen. Oder Sie entscheiden sich nur für einen Gang, verzichten auf Vorspeise und Dessert. Kleiner Trick, wenn Sie unbedingt zwei Gänge essen wollen: Zwei Vorspeisen oder das Hauptgericht in Vorspeisengröße servieren lassen. Da Sie ohnehin gern Neues ausprobieren, sollten Sie nach kalorienreduzierten Gourmetrezepten suchen, auch die Sterneköche achten auf leichten Genuss. Schauen Sie sich in der mediterranen Küche um (vielleicht nicht gerade in der griechischen, in der viele Gerichte sehr schwer sind), die Franzosen und auch die Italiener kochen raffiniert, lecker und trotzdem leicht und gesund. Sollten Sie die größten Lustgefühle beim Essen ausgerechnet bei österreichischen Mehlspeisen empfinden, heißt es auch hier: genießen, aber umdenken. Mal ein Kaiserschmarrn ist in Ordnung, aber verlegen Sie Ihren Wunsch nach Süßem lieber auf Sorbets. Genuss-Esser, die schlemmen und ihr Wunschgewicht halten wollen, sollten mehr als andere auf Bewegung achten. Denn ein Genuss-Esser isst gerne auch abends – und das setzt nun mal besonders an. Mindestens dreimal in der Woche eine halbe Stunde Bewegung brauchen Sie: Mit Jogging oder Training unter Anleitung im Fitness-Studio sagen Sie den Kalorien erfolgreich den Kampf an.*

130 bis 185 Punkte
Außer-Haus-Esser: Schnell eine Kleinigkeit bestellen

Ähnlich wie die Genuss-Esser gehen Sie oft auswärts essen und sind häufig Gast in Restaurants. Allerdings bedeutet das für Sie nicht die pure Lust, sondern eher eine lästige Pflicht. Entweder weil Sie oft unterwegs sind und sich dann irgendwie verpflegen müssen, was Ihnen mal besser, mal schlechter gelingt. Da Sie zudem oft in Eile sind, gibt's auch mal was vom Imbiss. Mittags Kantinenessen oder Currywurst, abends dann eine Tiefkühlpizza oder Pasta beim Italiener: Sie sind ein Mensch, der in erster Linie isst, weil er Hunger hat. Und nicht weil er nach einem kulinarischen Erlebnis sucht. Deshalb legen Sie – im Gegensatz zu den Genuss-Essern – auch keinen besonderen Wert auf die Qualität Ihres Essens. Es reicht Ihnen, wenn die Pasta schmeckt. Ob der Koch einen Michelin-Stern hat, ist Ihnen nicht nur völlig egal, in zu edlen Restaurants fühlen Sie sich sogar unwohl und es schmeckt Ihnen nicht.

Mit Muße und Genuss essen, ist schon der erste Schritt zum Wunschgewicht

Ein typisches Merkmal der Außer-Haus-Esser ist, dass sie sich wenig Zeit fürs Essen nehmen. Meist sind sie ohnehin terminlich unter Druck, aber selbst wenn sie relaxen könnten, essen sie relativ schnell. Nach dem Motto: Lass uns schnell eine Kleinigkeit essen gehen, der nächste Termin wartet schon. Als Außer-Haus-Esser laufen Sie ständig Gefahr, sich nicht sonderlich gesund zu ernähren. Ganz klar: Wem es eigentlich egal ist, was er isst, der achtet nicht auf Nährwert, Kalorien oder Fette.

Für Außer-Haus-Esser
TIPPS

Für alle Außer-Haus-Esser, die ernsthaft mit ihrem Gewicht kämpfen, gilt: Finger weg von Fast Food und Imbissbuden.
Da Sie ja in der Regel Ihren Lebensrhythmus nicht ändern können – Job ist nun mal Job, und ein stressiger Alltag bleibt stressig –, müssen Sie Ihre Ernährungsgewohnheiten umstellen.
Das heißt: keine fettigen Würstchen, sondern lieber ein Sandwich mit Salat. Oder statt Frikadelle unbekannter Herkunft eine Gemüsesuppe. In den Großstädten ist es in der Regel kein Problem, sich in der Mittagspause modern und gesund zu ernähren, aber auch wenn Sie viel mit dem Auto unterwegs sind, finden Sie in den Raststätten problemlos leichte Mittagskost. Außerdem sollten Sie

sich angewöhnen, Ihrem Essen mehr liebevolle Aufmerksamkeit zu widmen, denn immerhin führen Sie Ihrem Körper auch bei jedem Essen neue und wichtige Lebensenergie zu. Wenn Sie zu Hause essen, kochen Sie sich was Leckeres – und essen Sie nicht etwa ein Fertiggericht. Sollten Sie sich für eine ungeübte Köchin halten oder ein vermeintlich schlechter Koch sein –, vergessen Sie's. Jeder kann kochen: Fangen Sie mit leichten Rezepten an (es gibt tolle Kochbücher für Einsteiger) und genießen Sie sowohl die Zeit der Zubereitung als auch natürlich das Essen selbst. Sie werden sehen, dass Sie auf diese Art mehr Freude am Essen haben und vor allem besser mit Ihrem Gewicht klarkommen.

190 bis 250 Punkte
Der Spontan-Esser: So nebenbei was löffeln

Sie sind einer der Menschen, die heute nicht mehr wissen, was sie gestern Abend gegessen haben. Überlegen Sie mal: Kriegen Sie noch zusammen, was gestern im Lauf des Tages in Ihren Magen gelangt ist? Vermutlich nicht. Denn Spontan-Esser sind ausgesprochen unkonzentrierte Esser, weil sie ständig nebenbei noch etwas anderes tun. Zum Beispiel lesen. Oder fernsehen. Oder Auto fahren. Oder Kreuzworträtsel lösen. Oder durch die Stadt schlendern. Oder arbeiten.

Ein typischer Spontan-Esser deckt für sich allein nicht extra den Tisch, unter Umständen isst er sogar im Stehen. Männliche Spontan-Esser bringen es sogar fertig, die Ravioli direkt aus der Dose zu löffeln. Von Essgenuss also keine Spur. Und in der Tat ist dem Spontan-Esser nicht wirklich wichtig, was er eigentlich zu sich nimmt. Hauptsache, es geht schnell und ist halbwegs lecker. Wer sich so wenig Gedanken um seine Mahlzeiten macht, hat selbstverständlich in Bruchteilen von Sekunden wieder vergessen, was er eigentlich gerade gegessen hat.

Sich immer Gedanken übers Essen zu machen, ist genauso schlecht wie das Gegenteil: nie übers Essen nachzudenken

Ähnlich wie die Außer-Haus-Esser putzen auch die Spontan-Esser ihren Teller schnell und effektiv leer. Da sie die Mahlzeit an sich nicht so wichtig nehmen, machen sie sich auch keine Gedanken über den Slim-Faktor ihres Essens. Mit unter Umständen fatalen Auswirkungen, weil sie ständig zu viele Pfunde auf den Hüften haben.

Für Spontan-Esser
TIPPS

Der oberste Grundsatz ist eigentlich ganz einfach: Nehmen Sie sich Zeit zum Essen. Und konzentrieren Sie sich während der Mahlzeit nur auf das Essen selbst: auf das knackige Gemüse, die pikante Soße, das saftige Steak und so weiter. Alle anderen Tätigkeiten sind während des Essens ab sofort tabu. Machen Sie sich einen Plan, wann Sie was essen wollen – und halten Sie sich dann auch daran. So vermeiden Sie, dass Sie tagsüber unkontrolliert essen, wann immer Sie Lust haben und – da Sie ja meist in Eile sind – den Überblick verlieren, wie viel Sie eigentlich schon gegessen haben. Wenn Sie wirklich was für Ihre Figur tun wollen, zwingen Sie sich dazu, immer nur am Tisch zu essen – und auf keinen Fall mehr im Auto, auf dem Sofa oder am Arbeitsplatz. Da Spontan-Esser dazu neigen, nach Lust und Laune das zu futtern, was gerade erreichbar ist, sollten Sie sich angewöhnen, grundsätzlich nur zu den Mahlzeiten zu essen und nicht zwischendurch. „Mal eben was auf die Faust", das gibt´s nicht mehr. Alles, was Sie aus der Hand essen können (Ausnahme: Obst oder Gemüserohkost) schadet Ihrer Figur. Burger, Döner, Bagel, Würstchen sind bei Spontan-Essern zwar sehr beliebt, werden aber leider auch schnell reingeschlungen und dann lange als Hüftgold mitgeschleppt. Wenn Sie mit Messer und Gabel essen, konzentrieren Sie sich mehr auf die Mahlzeit und genießen bewusster.

255 bis 310 Punkte
Der Geselligkeits-Esser: Mit Freunden schmeckt´s besser

Wer zu dieser Gruppe gehört, isst nicht gern allein. Ob mit Familie oder Freunden, Geselligkeits-Esser blühen erst in großer Runde auf. Um mit Genuss zu essen, müssen sie sich wohlfühlen, aber dann sind sie auch keine Kostverächter. Je netter die Tischrunde, umso mehr kann ein Geselligkeits-Esser verdrücken. Er nascht und pickt gern hier und da, auch mal von den Tellern der anderen.

Selbst wenn hinterher der Bauch drückt, für den Geselligkeits-Esser hat es sich in jedem Fall gelohnt – er ist mehr als satt und hat sich gut unterhalten. Allein ist er eher ein schlechter Esser und ähnelt darin dem Spontan-Esser – lieber schnell was auf die Hand, als sich einsam an einen leeren Tisch setzen.

Stellen Sie sich ein imaginäres Stoppschild vor. Vor jedem Nachschlag klappt es auf

Ein Geselligkeits-Esser lässt sich auch lieber bekochen und bemuttern, als dass er selbst zum Kochlöffel greift. Männer gehören oft zu dieser Gruppe, sie freuen sich schon den ganzen Tag auf das leckere Abendessen. Wie viel sie dann essen, hängt übrigens stark davon ab, wie gemütlich die Mahlzeit verläuft. Herrscht am Tisch gedämpfte Stimmung, mag auch der Geselligkeits-Esser nicht so richtig zulangen. Bei guter Laune dagegen isst er meist deutlich zu viel.

Da die Geselligkeits-Esser in gemütlicher Runde oft noch einen Nachschlag nehmen, ist das Wunschgewicht ständig in Gefahr. Und der eine oder andere Mensch aus dieser Gruppe neigt denn auch deutlich zu Übergewicht.

Für Geselligkeits-Esser
TIPPS

Hier kommt es darauf an, das Positive (die Lust am gemeinsamen Tafeln) mit dem Negativen (keine Kontrolle über die Menge des Essens) geschickt zu verbinden.
Wer aus guter Stimmung heraus zu viel isst, sollte vor der Mahlzeit ein großes Glas Wasser trinken. Das füllt den Magen und nimmt schon mal den größten Hunger. Auf diese Weise werden Sie auch schneller satt, können aber trotzdem die nette Runde genießen. Außerdem sollten Sie Ihr Verhalten ändern, wenn Sie allein essen müssen. Machen Sie es sich auch dann so nett wie möglich und essen Sie nicht im Stehen am offenen Kühlschrank, weil es sich angeblich für einen allein nicht lohnt, den Tisch zu decken. Oder weil Sie keine Lust haben für sich selbst zu kochen. Machen Sie sich klar, wie wichtig jede einzelne Mahlzeit ist und versuchen Sie, auch wenn Sie allein sind, sich beim Essen etwas Gutes zu tun. Wenn Sie bei einem besonders netten Essen über die Stränge geschlagen haben, treten Sie am nächsten Tag ein bisschen kürzer. Dann ist nämlich auf jeden Fall ein so genanntes Dinner-Cancelling angesagt. Das heißt: Heute wird ausnahmsweise ab 19 Uhr nichts mehr gegessen.

315 bis 375 Punkte
Der Disziplin-Esser: Zwischendurch wird gefastet

Sie sind eigentlich ein Mensch, der sehr konzentriert und bewusst isst, der Essen weniger als sinnliches Vergnügen denn als Rechenaufgabe empfindet. Kalorientabellen haben Sie schon häufig aus Frauenzeitschriften rausgerissen und aufbewahrt. Außerdem kennen Sie eine Reihe von Diäten vom Ausprobieren.

Sie interessieren sich für Ernährung, achten auf Fett- und Cholesterin-gehalt und kochen meist leicht und gesund. Das sieht man Ihnen an, denn Sie halten in etwa Ihr Gewicht. Dennoch: Immer nur diszipliniert essen macht auch keinen Spaß. Deshalb passiert es Ihnen immer wieder, dass Sie ein schlechtes Gewissen plagt, weil Sie statt asketisch Kalorien zu zählen hemmungs-los geschlemmt haben. So lange das nicht zu oft passiert, sind Sie auf dem richtigen Weg, gefährlich wird's allerdings, wenn Sie in den Teufelskreis von Heißhungerattacken und strengem Fasten geraten. Oder wenn Sie der befürchtete Jojo-Effekt doch immer wieder einholt.

Schlanksein soll auch Spaß bedeuten und nicht nur strenges Kalorienzählen

Disziplin-Esser verbieten sich oft selbst den Genuss am Essen und nehmen sich damit selbst die Chance auf einen gemütlichen Abend. Schade, denn diese doch freud-lose Art von kontrolliertem Essen verdirbt die Lust an gesunder Ernährung.

Für Disziplin-Esser
TIPPS

Seien Sie nicht so streng mit sich selbst und gehen Sie das Ganze lockerer an. Fangen Sie nicht an, in Gramm-Einheiten zu denken und Buch zu führen, spätestens dann wird das Wunschgewicht zur unangenehmen Pflicht. Und die Sehnsucht, wenigstens in seiner Freizeit dieser Pflicht zu entkommen, wird dann riesengroß.

Im Grunde machen Sie schon jetzt sehr viel richtig. Sie achten auf leichte Ernährung – das ist gut so. Wichtig ist, dass Ihnen der Genuss am Essen, die Freude an einem gemütlichen Beisammensein nicht genommen wird, weil Sie sich selbst unter Druck setzen. Disziplin beim Essen ist durchaus in Ordnung, Askese wäre falsch.

Gesundheit im Überblick: Die besten Lebensmittel fürs Wohlfühlgewicht

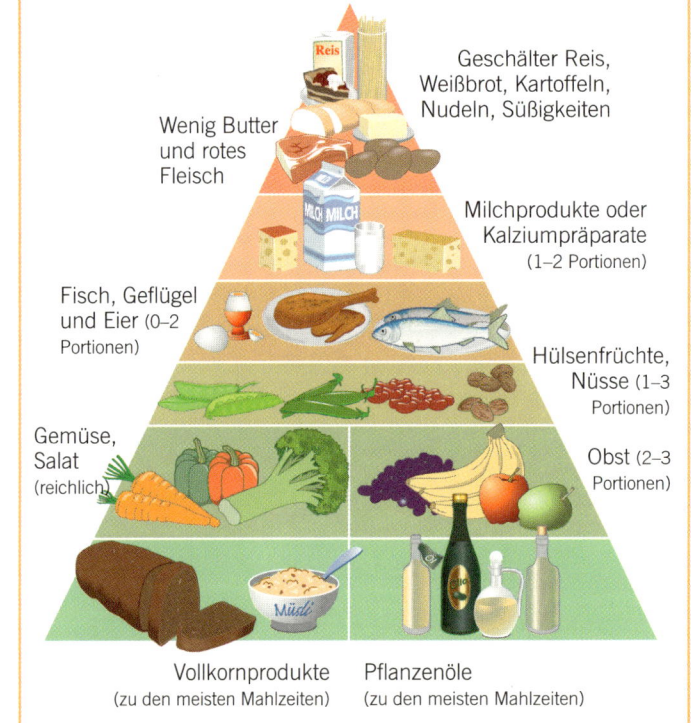

Geschälter Reis, Weißbrot, Kartoffeln, Nudeln, Süßigkeiten

Wenig Butter und rotes Fleisch

Milchprodukte oder Kalziumpräparate (1–2 Portionen)

Fisch, Geflügel und Eier (0–2 Portionen)

Hülsenfrüchte, Nüsse (1–3 Portionen)

Gemüse, Salat (reichlich)

Obst (2–3 Portionen)

Vollkornprodukte (zu den meisten Mahlzeiten)

Pflanzenöle (zu den meisten Mahlzeiten)

Nach der neuen Ernährungspyramide sind Vollkornprodukte, Gemüse und Obst die Basis gesunder Kost

Wer sich bewusst ernähren und dabei auf Gesundheit und Figur achten will, kann sich leicht und schnell an einer so genannten Ernährungspyramide orientieren. Die optimale Ernährung sieht danach in etwa so aus: Viele Vollkornprodukte und Pflanzenöle, dazu Obst, Gemüse und Salat, ausreichend Hülsenfrüchte, Fisch und Geflügel, mäßig Milchprodukte, Käse, Butter, rotes Fleisch, geschälter Reis, wenig Süßigkeiten. Dogmatisch sollten Sie die Ernährungspyramide nicht sehen, neue wissenschaftliche Erkenntnisse führen auch immer wieder zu Veränderungen der Pyramide.

Früher hielt man Obst und Gemüse für weniger wichtig, plädierte für wenig Öl. Das hat sich geändert

Nur ein Beispiel: Galten früher Hühnereier als schädlich für den Cholesterinspiegel, weiß man heute, dass gesättigte Fettsäuren (zum Beispiel Frittierfett) den Cholesterinwert wesentlich stärker erhöhen. Grundsätzlich gilt deshalb in allen Ernährungsfragen: Lassen Sie sich nicht verrückt machen! Wenn Sie sich im Großen und Ganzen an die Ernährungspyramide halten, sind Sie auf dem richtigen Weg. In der folgenden Liste finden Sie eine Zusammenstellung besonders gesunder Lebensmittel.

Apfel – gesundes Powerpaket

„An apple a day keeps the doctor away" (Frei übersetzt: Ein Apfel am Tag, und man braucht keinen Arzt) – kennen wir, den Spruch. Aber ist da auch was Wahres dran? Auf jeden Fall. Der Apfel ist geradezu die Symbolfrucht für Vitalität und Gesundheit. Das liegt natürlich an seinen wertvollen Inhaltsstoffen.

Denn Äpfel haben es in sich: Sie enthalten Vitamine, Mineralstoffe und Spurenelemente sowie so genannte sekundäre Pflanzeninhaltsstoffe. Dazu zählen zum Beispiel die Phenole, die unter anderem vor Herz-Kreislauf-Erkrankungen und Krebs schützen sollen. Der hohe Anteil Fruktose am Gesamtzuckergehalt des Apfels sorgt für bessere Konzentration und hält den Blutzuckerspiegel in Balance. Die Fruchtsäuren im Apfel baut der Körper zu Basen um, Äpfel helfen deshalb gegen Übersäuerung im Körper. Zusätzlich sind Äpfel gut für die Darmflora und fürs Immunsystem, sie senken den Cholesterinspiegel und stärken das Zahnfleisch.

Das Gute am Apfel: Man kann ihn essen, aber auch als Saft trinken. Mehr dazu im Rezeptteil

Äpfel übrigens immer mit Schale essen, da 70 Prozent der wertvollen Inhaltsstoffe dort zu finden sind. Wer einen säureempfindlichen Magen hat, isst besser keinen Boskop (lieber Gloster, Jonagold oder Golden Delicious), auch für Diabetiker ist diese Sorte nicht geeignet, da Boskop sehr viel Zucker enthält, obwohl er sauer schmeckt (besser: Idared). Das Gute am Apfel: Er hat zwar nicht ganz so viele sekundäre Pflanzeninhaltsstoffe wie Zwiebeln, Knoblauch oder Grünkohl, aber man kann von Äpfeln einfach mehr essen.

Bioaktive Substanzen – was ist das eigentlich?

INFO

Immer wieder liest und hört man von den so gesunden bioaktiven Substanzen, die in Obst und Gemüse enthalten sind. Darunter versteht man die so genannten sekundären Pflanzeninhaltsstoffe, hauptsächlich die Pflanzenfarb- sowie die Gerbstoffe. Früher hielt man sie für nicht so wichtig – deshalb die Bezeichnung „sekundär" im Gegensatz zu den primären Inhaltsstoffen (Vitamine, Mineralstoffe etc.). Inzwischen weiß man, dass Obst und Gemüse ihren hohen Gesundheitswert auch den sekundären Inhaltsstoffen zu verdanken haben – und man hat sie umbenannt in bioaktive Substanzen.

Artischocke – Blüte mit Vitalstoffen

Verglichen mit Frankreich oder Italien stehen Artischocken bei uns als Lebensmittel eher selten auf dem Speiseplan. Schade, denn gesund ist dieses Gemüse auf jeden Fall. In den grünen Blättern und im Blütenboden sind Bitterstoffe enthalten, die gegen Verdauungsbeschwerden, Galle- und Leberprobleme helfen (und aus diesem Grund übrigens auch bei der Herstellung von Magenbitter eine Rolle spielen). Früher führte man die gesundheitsfördernde Wirkung vor allem auf den Inhaltsstoff Cynarin zurück. Heute weiß man, dass Cynarin überschätzt wurde, da es in der frischen Pflanze nur in geringen Mengen vorkommt und erst bei der Extraktbereitung durch die Wärmebehandlung gebildet wird.

Avocado – leckerer Stresskiller

Wer sich schon immer mal gefragt hat, ob eine Avocado eine Frucht oder ein Gemüse ist, hier die Antwort: Botanisch zählt die Avocado zu den tropischen Früchten. Und zwar zu den besonders nahrhaften. Avocados enthalten Vitamin E, Vitamine der B-Gruppe, Eisen, Kalzium, Magnesium und Kalium.

Avocados werden unreif und hart geerntet. Zu Hause in Zeitungspapier wickeln und nachreifen lassen

Verglichen mit einer Banane steckt in einer Avocado zweimal so viel Energie und sogar viermal mehr Energie als in einem Apfel. Aber: Avocados sind leider auch heftige Kalorienbomben, da ihr Fettanteil sehr hoch ist. 400 Kalorien und 40 g Fett stecken in einer mittelgroßen Frucht. Allerdings ist das Fett leicht verdaulich, da eine Avocado bis zu 30 Prozent ungesättigte Fettsäuren enthält.

Avocados sind auf jeden Fall gut für die Nerven (also auch ein Stresskiller). Legt man ihr Fruchtfleisch als Gesichtsmaske auf, beruhigt es die Haut und lässt den Teint strahlen.

Avocado-Maske gegen Falten

INFO

Lässt trockene Haut sichtbar jünger wirken:
1/2 reife Avocado, 1 TL Honig, 1 EL Olivenöl und 1 Eigelb im Mixer verrühren. Die Maske auf dem Gesicht verteilen, etwa 20 Minuten einwirken lassen, mit warmem Wasser abspülen.

Banane – reine Nervennahrung

Die Weltgesundheitsorganisation (WHO) hat die Banane als „Frucht des Lebens"
geadelt, denn sie enthält alle lebensnotwendigen Vitamine (A, B-Gruppe, C, D und E),
Mineralstoffe (Magnesium, Kalzium, Kalium) und Spurenelemente (Eisen, Phosphor,
Fluor, Jod). Sie ist fast salzfrei und liefert kein Cholesterin. Bananen sollten deshalb öfter
auf Ihrem Speiseplan stehen. Denn neben den vielen wertvollen Inhaltsstoffen
ist sie leicht verdaulich und wirkt der Übersäuerung im Körper entgegen.
Laut einer Forschungsarbeit der Universität Tokio haben Bananen wegen ihrer
natürlichen Hormonstoffe eine beruhigende Wirkung aufs Nervensystem.
Das heißt: eine Banane kann gegen schlechte und trübe Stimmung helfen.
WICHTIG: eine überreife Banane mit großen schwarzen Flecken hat
ihre Wirkstoffe verloren und nutzt Ihrer Gesundheit nicht mehr.

Beeren – kleine Vitaminbomben

Egal, ob Brombeeren, Heidelbeeren, Himbeeren, Stachelbeeren oder Johannisbeeren,
alle enthalten Stoffe, die gut für Gesundheit und Figur sind. Brombeeren zum Beispiel
sind reich an Pflanzenfarbstoffen, die die Arterien elastisch halten. In Heidelbeeren steckt
Myrtillin, ein Farbstoff, der den Darm gesund hält. Die Säuren und Gerbstoffe in Himbeeren
helfen der Leber, den Körper zu entgiften, Johannisbeeren sind sehr reich an Vitamin C
(sie enthalten viermal so viel Vitamin C wie die gleiche Menge Orangen), und
Stachelbeeren schützen den Körper vor Übersäuerung, weil sie basisch wirken.

Wie viel Vitamin C ist gesund?

INFO

Nach der Deutschen Gesellschaft für Ernährung sollte ein gesunder Erwachsener 100 mg täglich zu sich nehmen. Bei Schwangeren, Rauchern, Sportlern und Menschen, die unter sehr großem Stress leiden, geht man von 150 mg aus. Ihren Tagesbedarf mehr als decken können Sie mit Schwarzen Johannisbeeren (100 g haben 180 mg Vitamin C)! Die ausreichenden 100 mg Vitamin C liefern Ihnen aber auch 150 g Erdbeeren oder 70 g Paprika. Spitzenreiter an Vitamin C ist jedoch Sanddorn: 100 g enthalten 450 mg Vitamin C!

Brokkoli – grünes Wunder

Er ist mit dem Blumenkohl verwandt, bietet aber mehr Highlights in Sachen Gesundheit. So hat er zum Beispiel 60 Prozent mehr Vitamin C (100 mg pro 100 g Brokkoli) als der Blumenkohl. 150 g Brokkoli decken bereits den Tagesbedarf an Vitamin C. Außerdem enthält er viele Mineralstoffe (Natrium, Kalium, Kalzium, Magnesium, dazu Eisen, Phosphor, Fluor). Brokkoli soll sogar vor Krebs schützen.

Champignons – feinstes Slimfood

Champignons sind (neben den Austernpilzen) die einzige Pilzsorte, die das ganze Jahr über gezüchtet werden kann und deshalb immer frisch angeboten wird.
Das Gute an Champignons: Sie sind extrem kalorienarm (100 g Pilze haben nur 15 kcal). Dazu enthalten sie wertvolles Pilzeiweiß.

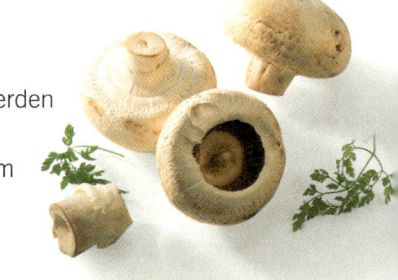

Erdbeeren – toller Immunschutz

Frische Erdbeeren sind eins der besten Desserts im Sommer: fast kein Fett, wenig Kalorien, viel Geschmack

Ebenso wie Brokkoli sind Erdbeeren besonders gute Vitamin-C-Spender. Auch hier decken 150 g Erdbeeren den gesamten Tagesbedarf. Damit liegt der Vitamin-C-Gehalt deutlich über dem von Orangen (erst 200 g Orangen decken den Tagesbedarf).
Die in Erdbeeren enthaltenen sekundären Pflanzenstoffe (so genannte Polyphenole) können vor Herz-Kreislauf-Erkrankungen schützen und wirken entzündungshemmend. Sie sind gut fürs Immunsystem und gelten als Krebsschutz.
Mal abgesehen davon, dass Erdbeeren gut schmecken, sind sie auch echte Figurschmeichler: 100 g haben nur 35 kcal.

Fenchel – weiße Wohlfühlknolle

Dass Fenchel als Tee krampflösend ist und gegen Blähungen wirkt, weiß eigentlich jede Mutter, die ihrem Baby schon mal mit Fencheltee gegen Bauchweh geholfen hat. Aber auch Fenchel als Gemüse hat einen nicht zu unterschätzenden gesundheitlichen Wert. Die leckere Knolle enthält ein ätherisches Öl, das in erster Linie für die wohltuende Wirkung verantwortlich ist. Fenchel ist aber auch kulinarisch ein höchst wertvolles Gemüse. Sie können ihn roh im Salat essen, gekocht zusammen mit anderem Gemüse in der Minestrone oder im Ofen mit Käse überbacken.

Geflügel – Mineralstoffe satt

Im Vergleich zu Rind- oder Schweinefleisch enthält Geflügel weniger Fett und Eiweiß. Dagegen aber relativ viel Vitamin C und Vitamine der B-Gruppe, außerdem die Mineralstoffe Magnesium, Kalium, Kalzium, Natrium.

Weißes oder rotes Fleisch?
INFO

Die Gretchenfrage, ob Rindfleisch eher schlank macht als Geflügel (oder umgekehrt), dürfen Sie getrost vergessen und sich nach Ihren persönlichen Vorlieben entscheiden. Der beste Tipp heißt immer noch: Viel Abwechslung auf den Tisch.

Joghurt – beliebter Vitalsnack

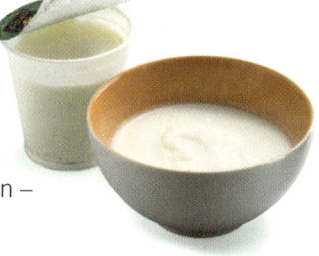

Was Joghurt so gesund macht, sind Milchsäurebakterien, Eiweiß, Kalzium sowie die Vitamine B2 und B12. Statistisch gesehen isst jeder Deutsche immerhin rund 12 Kilo Joghurt pro Jahr.

Seine Milchsäurebakterien – die die Milch in Joghurt verwandeln – haben einen positiven Effekt auf die Darmflora und sollen sogar Krebs verhindern können.

Karotten – leichter Vitaminkick

Karotten sind das Gemüse mit dem höchsten Gehalt an Betacarotin, das der Körper teilweise in Vitamin A umwandelt. Und: Karotten sind als Rohkost wesentlich weniger wertvoll als gekocht. Denn durch die harten Zellwände roher Karotten kann unser Körper die gesundheitlich wichtigen Nährstoffe kaum aufnehmen.

Karotten können Pestizidrückstände enthalten. Deshalb immer schälen und nicht nur putzen

Erst das Garen bricht die Zellwände auf, die Nährstoffe werden frei. Um das wertvolle Betacarotin (es schützt vor allem die Zellen) aufzunehmen, müssen Karotten immer mit etwas Fett (Öl, Butter, Sahne) verzehrt werden. Das gilt übrigens auch für selbst gepressten Möhrensaft.

35

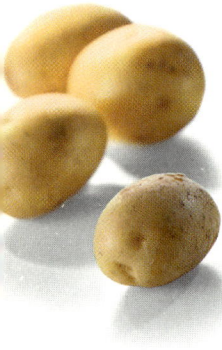

Kartoffel – schlanke Knolle

Sage und schreibe 70 Kilogramm Kartoffeln essen die Deutschen pro Kopf und Jahr. Das liegt zum einen daran, dass Kartoffeln sich ausgesprochen vielseitig zubereiten lassen (gekocht, gebraten, frittiert, gebacken, als Rösti, Gratin oder Knödel), der zweite Grund für ihre Beliebtheit sind die gesunden Inhaltsstoffe der Kartoffel sowie die relativ geringe Kalorienzahl (70 kcal auf 100 g). Früher glaubte man, dass Kartoffeln dick machen – dem ist nicht so, Kartoffeln enthalten nur 0,1 Prozent Fett, aber 15 Prozent Kohlenhydrate. Außerdem stecken hochwertiges Eiweiß, Ballaststoffe, Mineralstoffe und Vitamine in der tollen Knolle. Drei bis vier Kartoffeln decken den halben Tagesbedarf eines Erwachsenen an Vitamin C. Die meisten Inhaltsstoffe liegen übrigens direkt unter der Schale, deshalb vor dem Kochen besser nicht schälen.

Sind Ballaststoffe Ballast?

INFO

Überhaupt nicht, obwohl man früher dieser Meinung war. Heute weiß man: Ballaststoffe sind große Moleküle, die der Körper nicht verdaut und die die Darmtätigkeit anregen. Zur gesunden Ernährung gehören sie unbedingt dazu. Wichtige Lieferanten für Ballaststoffe sind Hülsenfrüchte, Leinsamen und Weizenkleie, aber auch Knäckebrot.

Kefir – berühmter Powerdrink

Der russische Nobelpreisträger Elie Metchnikoff hat viele Jahre den Zusammenhang zwischen Kefir und hoher Lebenserwartung erforscht und war ein begeisterter Anhänger dieses Milchgetränks.

Durch Hefe bildet sich im Kefir Kohlensäure. Dadurch wölbt sich oft leicht der Becherdeckel

Kefir stammt aus dem Kaukasus und ist dort schon lange nicht nur als Nahrungs-, sondern auch als Heilmittel bekannt, Kefir gilt als Getränk der Hundertjährigen. Tuberkulose, Krebs oder Erkrankungen des Magen-Darm-Trakts treten im Kaukasus seltener auf, vermutlich wegen der wohltuenden Wirkung von Kefir. Kefir entsteht aus erhitzter Milch, der Milchsäurebakterien zugegeben werden, dazu kommt ein so genannter Kefirpilz. Seine Inhaltsstoffe – Vitamin A, B-Vitamine, Kalzium, Jod, Eiweiß, Kohlenhydrate – machen ihn zum Powerdrink für die Gesundheit.

Kiwi – grüne Vitaminkugel

Wer glaubt, dass die Kiwis in Neuseeland erfunden wurden, der irrt. Eigentlich kommen sie nämlich aus China. Erst Anfang des 20. Jahrhunderts gelangten sie nach Neuseeland, heute hat allerdings Neuseeland weltweit die größten Anbaugebiete.

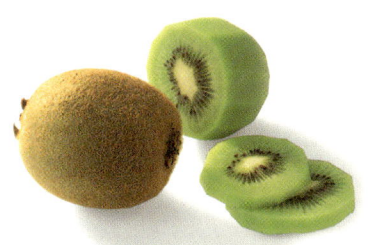

Kiwis, die übrigens bis 1959 „Chinesische Stachelbeere" hießen und erst dann auf Anregung eines amerikanischen Händlers in Kiwis umbenannt wurden, sind besonders reich an Vitamin C. Schon eine etwas größere Kiwi deckt den Tagesbedarf eines Erwachsenen. Kiwis stärken die Abwehrkräfte, wirken entwässernd und sind ein toller Schlankmacher.

Molke – vielseitiger Gesund-Drink

Molke pur zu trinken ist nicht jedermanns Sache, zumal schon die grünlich-gelbliche Farbe nicht unbedingt Appetit macht. Dennoch: Molke ist ein toller Gesund-Drink und enthält nur wenig Kalorien und kein Milchfett. Tipp für alle Molke-Neulinge: Pürieren Sie 100 g Himbeeren, Erdbeeren oder auch Äpfel und rühren Sie das Fruchtpüree in ein großes Glas gekühlte Molke. Schmeckt fruchtig, leicht säuerlich und vor allem im Sommer sehr erfrischend.

Olivenöl – prima Anti-Age-Mittel

Dass in den Mittelmeerländern deutlich mehr Olivenöl in der Küche verbraucht wird als bei uns, wissen wir alle von diversen Sommerurlauben. Den weltweit höchsten Verbrauch von Olivenöl finden wir denn auch sozusagen mitten im Mittelmeer, auf der Insel Kreta. Dort wird nachweislich mehr Fett gegessen als in irgendeinem anderen Land der Erde, und 33 Prozent von diesem Fett besteht aus Olivenöl. Eigentlich müssten die Kreter einen gefährlich hohen Cholesterinspiegel haben und an Herzkrankheiten leiden – aber genau das Gegenteil ist der Fall. Kreta hat weltweit eine der niedrigsten Raten bei Krebs und Herzkrankheiten. Woran das liegt? Wissenschaftler vermuten den Grund in dem hohen Verbrauch von Olivenöl. Denn inzwischen ist erwiesen, dass Olivenöl den Cholesterinspiegel in Balance bringt, die Verdauung fördert, gut fürs Herz ist und das Blut verdünnt.

In Italien ist Olivenöl nicht nur Lebensmittel, sondern auch Heilmittel gegen Muskelschmerzen und Krämpfe

Olivenöl ist leicht verdaulich und besonders bei Magenproblemen zu empfehlen. Außerdem soll Olivenöl den Alterungsprozess verlangsamen und vor Krebs schützen.

Paprika – bunter Schlankmacher

Gemüsepaprika - vor allem rote und gelbe - machen nicht nur schlank (lediglich 20 kcal auf 100 g), sondern liefern auch eine Menge Vitamine (Vitamin A, B-Vitamine, Vitamin C und E sowie Niacin). Vor allem ihr Vitamin-C-Gehalt ist immens und liegt deutlich über dem von Orangen.

Auch der Inhaltsstoff Capsaicin hat gesundheitsfördernde Wirkung: Es kurbelt die Durchblutung an und soll Schmerzen lindern. Paprika übrigens nicht längere Zeit im Kühlschrank lagern, die Gemüseschoten sind kälteempfindlich.

Reis – Wunderkorn aus Fernost

Ein wahres Figurwunder: Reis enthält nur wenig Fett, dafür – insbesondere im Naturreis – hochwertiges Eiweiß. Außerdem liefert Naturreis wichtige Vitamine und Mineralstoffe. Da Reis viel Kalium und wenig Natrium enthält, wirkt er entwässernd und gilt deshalb als Schlankmacher.

Durch seine Ballaststoffe bringt er den Darm in Schwung, fördert die Verdauung und senkt das Darmkrebsrisiko.

Sauerkraut – schlanke Vitaminbombe

Sauerkraut wird bekanntlich aus Weißkohl gemacht, ist aber durch den Gärungsprozess leichter verdaulich als Weißkohl. Es enthält sehr viel Vitamin C, was schon Kapitän James Cook wusste, der immer ausreichend Sauerkraut an Bord hatte, um die Mannschaft vor Skorbut zu schützen.

Besonders Vegetarier brauchen Sauerkraut, da ihnen sonst das wichtige Vitamin B12 fehlt

Neben den Vitaminen C und A findet man im Sauerkraut auch das Vitamin B12, das sonst nur in tierischen Lebensmitteln vorkommt. Dieses Vitamin braucht der Körper für die Blutbildung, Sauerkraut ist deshalb besonders für Vegetarier ein unverzichtbares Lebensmittel. Essen Sie Sauerkraut möglichst nicht aus der Dose, sondern frisch und vor allem roh, so haben sie am meisten von seinen hochwertigen Inhaltsstoffen.

Sauerkraut kurbelt den Stoffwechsel an, fördert die Blutbildung und ist gut fürs Zellwachstum. Sauerkrautsaft hat eine ähnlich positive Wirkung wie das Kraut selbst und eignet sich besonders für Menschen mit empfindlichem Magen und Reizdarm.

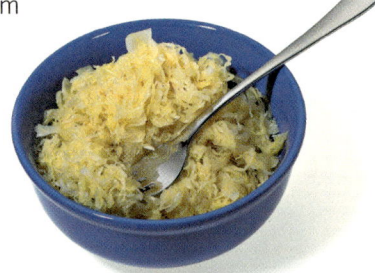

Sellerie – kalorienarmer Stimmungsmacher

In der Antike galt Sellerie als Aphrodisiakum, heute weiß man, dass dieses Gemüse zwar nicht die Lust und Potenz steigert, dafür aber gegen depressive Stimmungen hilft und die Angst zu versagen nimmt. Darüber hinaus wirkt Sellerie blutreinigend und entwässernd. Grund dafür sind unter anderem seine ätherischen Öle.

Soja – asiatische Wunderbohne

Soja ist eines der gesündesten Lebensmittel überhaupt. Durch ihren hohen Anteil an wertvollem Eiweiß (eine halbe Tasse Soja enthält in etwa so viel Eiweiß wie ein 150 g-Steak) ist Soja eine wichtige Alternative zu Fleisch und deshalb für Vegetarier nahezu unverzichtbar. Außerdem wirkt Soja im Magen basisch und nicht – wie Fleisch – säurebildend.

Soja enthält übrigens sehr viele Ballaststoffe

Soja ist cholesterinfrei und enthält Krebs hemmende Isoflavone. Zudem steckt in Soja ein hoher Anteil an mehrfach ungesättigten Fettsäuren. Frauen, die sehr viele Sojaprodukte essen, haben ein deutlich vermindertes Brustkrebsrisiko.

Bei Japanerinnen, auf deren Speiseplan häufig Sojaprodukte stehen, kommt Brustkrebs wesentlich seltener vor als bei Europäerinnen oder US-Amerikanerinnen. Japanerinnen, die beispielsweise in den USA aufgewachsen sind, haben dagegen dieselbe Brustkrebsrate wie westliche Frauen. Warum das so ist? Die Forscher vermuten, weil sich die in den USA lebenden Asiatinnen anders – amerikanisch – ernähren.

Tomaten – schmackhafter Krebsschutz

Kaum zu glauben, aber Tomaten wurden in Europa erst im 1. Weltkrieg als gesundes Gemüse entdeckt, obwohl schon Kolumbus die ersten Tomaten aus Südamerika mitgebracht hatte (aztekisch: tumatle). Man nutzte Tomaten vor 1900 lediglich als Zierpflanze, da man die Früchte für giftig hielt.

Heute sind Tomaten aus unserer Ernährung gar nicht mehr wegzudenken. Reife Tomaten regen Magen, Bauchspeicheldrüse und Leber an. Außerdem sind Tomaten gut fürs Immunsystem, und sie sollen vor Krebs schützen.

Auch die Seele isst mit – wenn Kummer dick macht

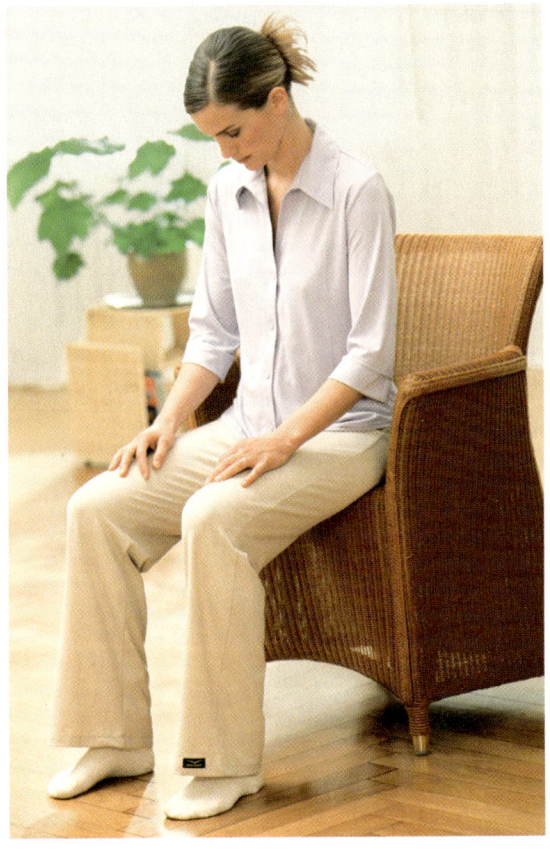

Wenn Stress überhand nimmt, ist Entspannung das Wichtigste

Es muss ja nicht gleich ein handfestes psychisches Problem dahinter stecken, wenn man zu den Frauen gehört, die bei Stress oder Kummer unweigerlich zunehmen. Meist ist die Erklärung relativ einfach: Man wird dicker, weil man zu viel isst, und man isst zu viel, weil man gerade jetzt viel – seelische – Kraft braucht. Hält die Stressphase eine Weile an, legt man natürlich mehr und mehr zu – und das wiederum führt zu noch mehr Gefühlsstress, weil man sich jetzt nicht nur unglücklich, sondern auch noch unförmig und unattraktiv fühlt.

Tatsache ist: Unser Körper reagiert ganz unterschiedlich auf Stress. Dem einen schlägt die Überforderung im Job auf den Magen, anderen sitzt die Angst zu versagen im Nacken. Schon die Sprache drückt aus, wo die häufigsten Stress-Signale hinweisen. Magenbeschwerden, verspannte Nacken- und Rückenmuskeln gehören zu den Stress-Symptomen, die viele kennen, aber leider viel zu selten ernst nehmen. Wer unter Stress steht, der hat das Gefühl, dass Sorgen, Termine und Aufgaben überhand nehmen. Man ist nicht mehr Herr der Lage, sondern reagiert nur noch und versucht, das Schlimmste zu verhüten. Man fühlt sich ausgelaugt, ist schon morgens erledigt, wenn man die Aufgaben des Tages vor sich sieht.

Gewichtszunahme ist ein Stress-Signal, das häufig nicht erkannt oder unterschätzt wird

Die Lage scheint aussichtslos, Besserung ist nicht in Sicht. Egal, ob es sich um Ärger im Job handelt, um Sorgen wegen der Kinder, um Zukunftsängste, Schulden oder Streit mit dem Partner, Stress lastet wie Blei auf uns und äußert sich neben dem seelischen Kummer in vielen körperlichen Symptomen, die zu ernsten Krankheiten führen können. Psychologen und Ärzte wissen, dass sich unter Einfluss von

Stress auch unser Gewicht ungewollt verändert. Manche nehmen ab, aber die meisten nehmen zu. Obwohl sie der Meinung sind, dass sie doch eigentlich gar nicht so viel essen. Woran kann es liegen, dass man plötzlich mehr und mehr zulegt?

ERSTENS: In stressigen Situationen verändert sich meist automatisch das Essverhalten. Wir essen plötzlich zu viel, zu ungesund, zu hastig und trinken unter Stress mehr Alkohol. Das Essen schlingen wir rein, weil wir vermeintlich keine Zeit haben, den Alkohol brauchen wir, um abends halbwegs zu entspannen.

ZWEITENS: Unter Stress fallen Sport und Bewegung meist völlig flach. Weil wir keine Zeit, aber auch keine Antriebskraft haben, um uns am Wochenende noch zum Joggen oder Walken aufzuraffen oder uns mit lauter gut aussehenden und gut gelaunten Leuten im Fitness-Studio zu treffen.

DRITTENS: Wenn man vor Kummer und Sorgen kaum noch schlafen kann, sind Essen und Trinken oft die einzigen Dinge, die einem noch ein bisschen Vergnügen bereiten. Der Berg Pasta, den man dann abends in sich hineinstopft, entschädigt für die Mühen des Tages. Das Ergebnis ist leider immer das gleiche: Man nimmt zu.

Ich habe selbst einmal in einer Phase extremen beruflichen Stresses über 15 Kilo zugenommen, und ich kann Ihnen sagen, es war schrecklich. Die Hosenanzüge passten nicht mehr, ich hatte weder Zeit noch Lust zum Sport und in kürzester Zeit natürlich auch keine Puste mehr. Das Ganze war wie ein Teufelskreis, aus dem ich beim besten Willen nicht herauskam: Im Job Stress, keine Zeit, in Ruhe und bewusst zu essen, keine Motivation, mich wenigstens am Wochenende zu bewegen und gleichzeitig der schlimme Frust auf der Waage. An eine Diät war nicht zu denken, ich hatte weder die seelische Kraft noch die Gelegenheit dazu. Also passte ich nach gut einem Jahr nicht

Stress-weg-Tipp für zwischendurch
INFO

Wenn mal wieder alles zu viel wird – klinken Sie sich kurz aus. Das geht zu Hause, aber auch im Büro. Setzen Sie sich mit leicht geöffneten Beinen auf eine Stuhlkante, die Unterarme liegen locker auf den Oberschenkeln. Beugen Sie den Oberkörper leicht nach vorn, lassen Sie den Kopf entspannt nach unten sinken. 5–10 Minuten in dieser so genannten Kutscherhaltung entspannen und bauen Stress ab.

mehr in Größe 38, sondern, wenn ich Glück hatte, gerade noch in 42 und musste fast die gesamte Garderobe erneuern. Erst als der schlimmste Stress vorbei war (durch einen Jobwechsel), ging´s seelisch wieder aufwärts und mit den Pfunden abwärts.

Ich begann wieder mit dem Joggen, aß wesentlich mehr Gemüse und hielt mich an einen Schlankplan, der das Säure-Basen-Gleichgewicht im Körper wiederherstellte. Und so purzelten allmählich auch wieder die Pfunde. Inzwischen trage ich Größe 38/40 und halte das Gewicht, obwohl ich eindeutig zu den Menschen gehöre, die in angespannten Situationen zu- und nicht abnehmen.

Was ich damit sagen will, ist: Setzen Sie sich mit einer Diät nicht noch zusätzlich unter Druck, wenn Sie sich ohnehin seelisch nicht auf der Höhe fühlen. Wenn Sie in einer Situation sind, in der viele Probleme zusammenkommen, müssen Sie möglicherweise erst eins nach dem anderen lösen, bevor Sie sich auf Ihren Ernährungsplan konzentrieren können.

Was meist nicht funktioniert: in gestresstem Zustand gegen Stress kämpfen. Deshalb erst entspannen

Andererseits werden Sie feststellen wie gut es Ihnen tut, wenn Sie dick machende Ernährungsgewohnheiten ein für allemal über Bord werfen. Sie fühlen sich körperlich wohler und kommen schon allein deshalb mit dem Alltag besser zurecht.

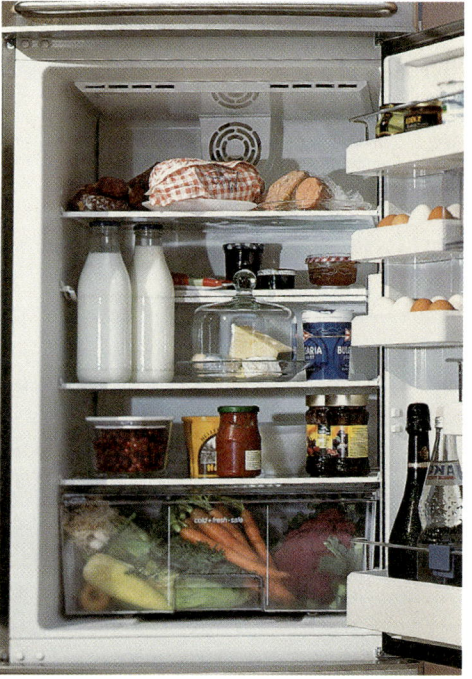

Bei Ärger nicht den Kühlschrank plündern

Entspannt den Nacken
INFO

Setzen Sie sich aufrecht hin, neigen Sie den Kopf leicht nach rechts und ziehen Sie ihn mit der rechten Hand leicht zur Schulter. Strecken Sie Ihren linken Arm dabei nach unten. 3-mal wiederholen, dann zur anderen Seite wechseln. Effekt: dehnt und lockert die Muskeln, baut Stress ab.

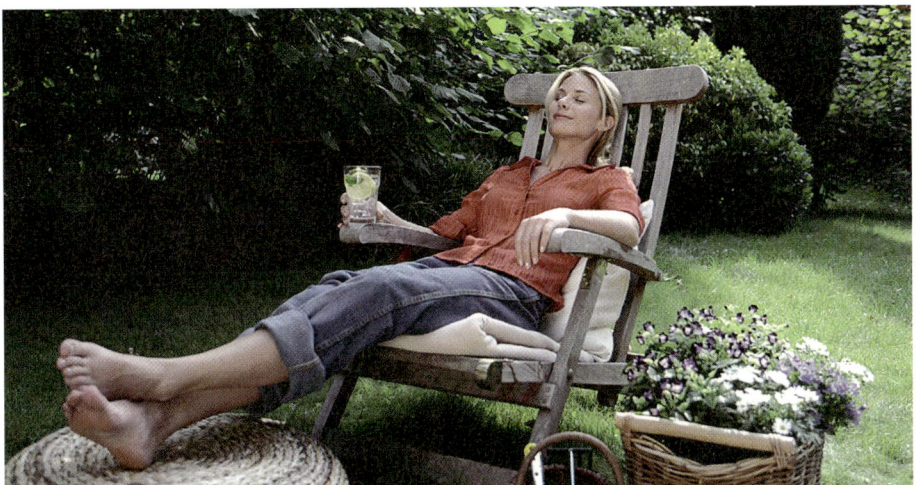

Nehmen Sie sich Zeit für sich und lassen Sie die Seele baumeln

Vier einfache Tipps gegen Stress und Figurprobleme

1. Der wichtigste Punkt ist, einen Weg zu finden, mit dem Stress anders umzugehen und besser zu leben. Am besten machen Sie sich eine Liste und schreiben Punkt für Punkt auf, was Ihnen Ärger oder Kummer macht. Das kann der Beruf sein, der Chef, die Kollegen, aber auch die Familie, Freunde oder Nachbarn. Seien Sie ehrlich zu sich selbst und orten Sie Ihre Stressquelle.

2. Wenn Sie eine Chance sehen, den Stress zu beseitigen – tun Sie es. Ist das nicht möglich, müssen Sie lernen, dem alltäglichen Ärger anders zu begegnen. Indem Sie ihn vielleicht nicht mehr so wichtig nehmen, indem Sie gezielt Entspannungstechniken üben und indem Sie sich schöne und positive Erlebnisse als Ausgleich schaffen. Auf keinen Fall können Sie so weitermachen wie bisher: So wird der Frust nur größer und größer.

3. Hören Sie auf, sich selbst Vorwürfe zu machen und sich unter Druck zu setzen, weil Ihnen das eine oder andere nicht gleich gelingt. Es hat keinen Sinn, Trübsal zu blasen und sich als Versager zu fühlen. Akzeptieren Sie, dass Sie momentan in einer schwierigen Situation stecken und dass Veränderungen für Sie jetzt nicht leicht sind. Umso mehr können Sie stolz auf sich sein, wenn Sie trotzdem Stück für Stück vorankommen.

4. Machen Sie immer nur einen Schritt nach dem anderen. Es ist illusorisch zu glauben, dass Sie alles auf einmal packen können. Erkennen Sie erst die Stressquelle, dann gehen Sie gezielt Ihre Figurprobleme an. Und verlangen Sie auch da nicht zu viel von sich: Zehn Kilo und mehr werden Sie nicht in kurzer Zeit wieder verlieren. Das wäre übrigens auch ganz falsch, denn – wie wir wissen – holt Sie dann unweigerlich der Jojo-Effekt ein. Lassen Sie sich Zeit, aber bleiben Sie konsequent. Auch wenn die Pfunde Gramm für Gramm purzeln, ist das ein Erfolg!

Ohne Bewegung geht nichts! Aber welcher Sport ist der richtige?

Theoretisch wissen wir alle Bescheid: Wer rastet, der rostet. Ohne regelmäßige Bewegung nutzt auch der beste Ernährungsplan nichts, und überhaupt ist zu viel Sitzen (am Schreibtisch, auf der Couch vor dem Fernseher oder Computerbildschirm) nicht gerade gesund.

So wie der Appetit beim Essen kommt, kommt die Lust auf Bewegung beim Sport

Also, ran an den Sport, aber welche Sportart soll's denn sein? Bevor Sie sich begeistert, aber planlos in sportliche Aktivitäten stürzen, sollten Sie sich folgende Fragen ehrlich beantworten:

CHECKLISTE

- Habe ich in letzter Zeit (rückblickend bis zum vergangenen Jahr) überhaupt eine Sportart betrieben?
- Wenn ja, hat sie mir gut getan und warum habe ich dann damit aufgehört?
- Wenn nein, wie lange liegt mein letztes echtes Sporterlebnis zurück?
- Wie gut ist meine körperliche Fitness überhaupt?
- Wie viel Zeit kann ich für Sport und Bewegung erübrigen?
- Wie viel Geld kann ich ausgeben?
- Habe ich Zeit, Lust und das nötige Bargeld, um eine völlig neue Sportart zu erlernen?
- Lassen sich die sportlichen Aktivitäten problemlos in meinen Alltag einbauen?
- Lässt sich mein Wunsch nach mehr Bewegung mit der Familie/mit meinem Partner vereinbaren?
- Habe ich Freunde/Bekannte, die mitmachen würden?

Eine Checkliste hilft bei der Auswahl der Sportart

Alle Fragen beantwortet? Dann sehen Sie doch schon ein bisschen klarer.
Wenn Sie sich vorgenommen haben, Ihr Wunschgewicht ab sofort gezielt anzugehen, brauchen Sie ein Training, das Sie mindestens zwei- bis dreimal die Woche durchhalten können. Es darf also nicht zu anstrengend, zu aufwendig, zu teuer oder zu zeitintensiv sein. Sonst halten Sie garantiert nicht durch. Deshalb hier noch eine kleine Checkliste, die Sie für sich in aller Ruhe durchgehen sollten:

CHECKLISTE

- Bin ich beim Sport gern an der frischen Luft?
- Brauche ich die Anfeuerung durch einen Trainer (zum Beispiel im Fitness-Studio)?
- Will ich mir sogar einen eigenen so genannten Personal-Trainer leisten?
- Bin ich beim Sport ein Einzelkämpfer (wie beim Tennis) oder möchte ich in einer Mannschaft spielen (wie beim Volleyball)?
- Will ich mich richtig auspowern (wie beim Step-Aerobic oder beim Spinning)?
- Verbinde ich lieber Bewegung und Entspannung (wie beim Yoga)?
- Probiere ich gern neue Sporttrends aus?
- Sollte ich es aus gesundheitlichen Gründen lieber ruhig angehen lassen?

Walken, Joggen oder Schwimmen? Welche Sportart passt zu mir?

Mit Hilfe der beiden obigen Checklisten haben Sie jetzt eine recht genaue Orientierung, die Ihnen bei der für Sie passenden Form der Bewegung hilft. Und daran sollten Sie sich auch halten. Denn je genauer Sie sich über eine Checkliste an Ihren Wunsch-Sport herantasten, umso größer ist die Chance, dass Sie auch wirklich über eine lange Zeit am Ball bleiben. Teilen wir die möglichen Sportarten einfach mal in drei Gruppen – und die Suche wird noch einmal erheblich leichter.

Gruppe 1: Sportarten für alle, die lange nicht trainiert haben

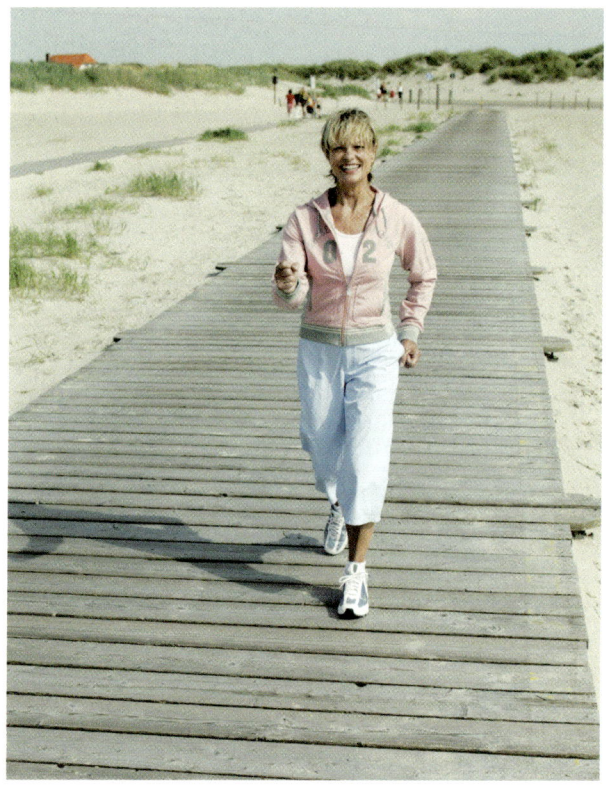

Walking

Die einfachste und beste Art, um wieder in Schwung zu kommen. Sie brauchen keine besondere Ausrüstung (lediglich bequeme Sportschuhe sowie leichte Kleidung) und können im Prinzip sofort aufbrechen. Walken ist die sanfte Form des Joggens oder Laufens, eine Art strammes Spazierengehen.

Wenn Sie flott walken, kommen Sie ordentlich ins Schwitzen, der Kreislauf wird angekurbelt, der Stoffwechsel kommt in Gang, Ihr Körper verbraucht Kalorien. Und Sie genießen einen Ausflug an die frische Luft, das entspannt und macht den Kopf frei von trüben Gedanken. Noch mehr Spaß macht das Walken mit der Freundin, dem Partner oder in einer Gruppe.

Gerade für Familienmenschen gilt: Je besser sich der Sport integrieren lässt, umso eher hält man ihn durch

Schwimmen

Eine tolle Möglichkeit, den Körper auf sanfte Art in Form zu bringen. Eine halbe Stunde konsequent durchschwimmen – und Sie haben Ihrer Gesundheit und Ihrer Figur was Gutes getan. Nachteil: Sie brauchen ein Schwimmbad in Ihrer Nähe. Und mehrmals die Woche ins Hallenbad ist nicht jedermanns Sache.

Rad fahren

Für jeden geeignet, auch wenn Sie schon etwas älter sind. Rad fahren belastet die Gelenke nicht wie zum Beispiel Laufen, formt aber trotzdem auf sanfte Art die Beine.

Rad fahren verbraucht allerdings deutlich weniger Kalorien als zum Beispiel Schwimmen: Wenn Sie ca. 65 Kilo wiegen, verbrennen Sie in einer halben Stunde Rad fahren rund 200 kcal. Schwimmen Sie eine halbe Stunde, sind es immerhin gut 300 kcal. Dennoch ist Rad fahren für viele ideal, weil es sich leicht in den Alltag einbauen lässt. Und Radtouren am Wochenende oder im Kurzurlaub machen Familie und Freunden ebenso Spaß.

Viel investieren für die Ausrüstung müssen Sie auch nicht, es reicht ein ganz normales Tourenrad.

Wandern

Auch hier brauchen Sie außer gutem Schuhwerk keine besondere Ausrüstung und könnten im Prinzip sofort aufbre-

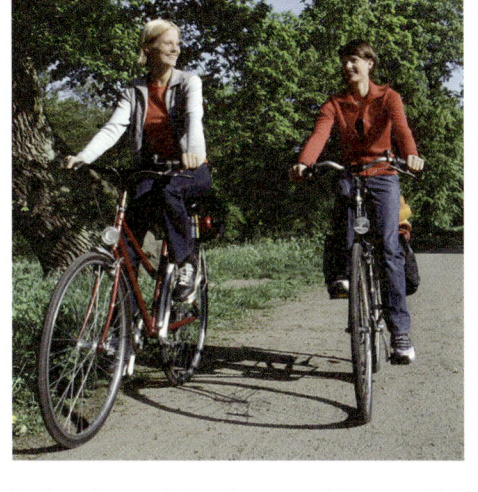

chen. Wandern ist geruhsamer als Walken, fördert dennoch Ausdauer und Fitness. Kleinere Strecken in der Woche und ausgedehnte Touren am Wochenende bringen Sie auf dem Weg zum Wunschgewicht ein großes Stück weiter.

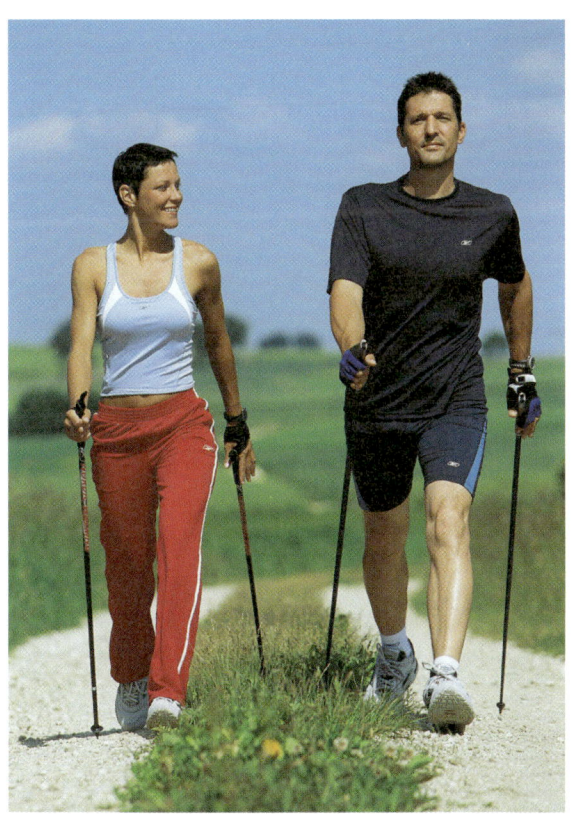

Nordic Walking

Der Unterschied zum Walken ist, dass Sie hier mit zwei Stöcken (ähnlich wie Skistöcke) unterwegs sind. Erfunden wurde es denn auch eigentlich als Sommertraining für Skilangläufer.

Im Vergleich zum normalen Walken ist das Nordic Walking wesentlich effektiver, da der Körper bis zu 40 Prozent mehr Kalorien verbrennt. Durch die Stöcke wird der Bewegungsapparat entlastet, ideal also für alle, die Probleme mit den Kniegelenken haben. Außerdem kann Nordic Walking Verspannungen im Nackenbereich lösen. Nordic Walking lässt sich leicht lernen und überall (nicht nur in den Bergen) ideal einsetzen.

Gruppe 2: Sportarten für alle, die ganz gut in Form sind

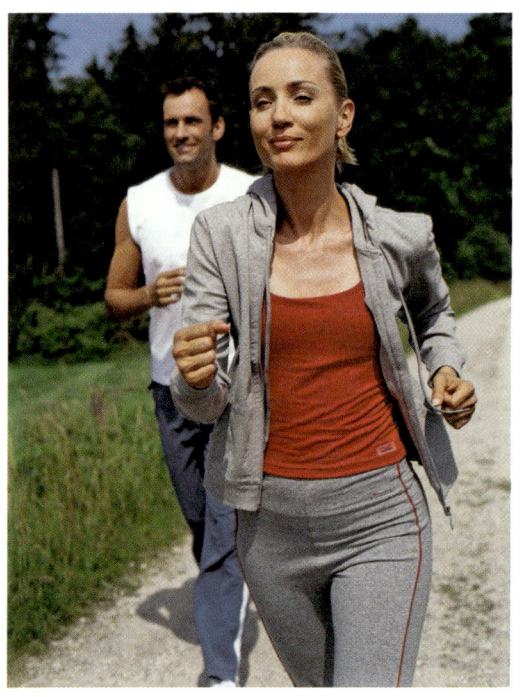

Jogging

Dass sogar ein ehemals (und jetzt leider wieder) übergewichtiger Ex-Politiker einen Marathonlauf bis ins Ziel schafft, hat Joschka Fischer uns allen vor ein paar Jahren bewiesen.

Das heißt: Auch Untrainierte haben die Chance, es in dieser Sportart weit zu bringen. Jogging ist ideal im Kampf gegen die Pfunde, man verbrennt deutlich mehr Kalorien als beim Radeln, Schwimmen oder Wandern. Allerdings belastet es auch – vor allem auf Asphaltstrecken – die Gelenke.

Wer lange unsportlich war, braucht vor dem Joggen einen Check vom Arzt und einen Trainingsplan, der sanft die Kondition aufbaut. Schuhe anziehen und einfach loslaufen? Besser nicht. Zum einen wegen der Verletzungsgefahr, zum anderen weil der Spaßfaktor dann schnell gegen Null tendiert (siehe Laufplan Seite 51). Jogging ist ein toller Ausdauersport für alle, die gern auch allein in der Natur unterwegs sind und das Gefühl genießen können, kilometerweit vor sich hin zu traben.

In Sachen Ausrüstung brauchen Sie exzellente Schuhe, denn die Füße werden logischerweise besonders stark beansprucht und am besten moderne atmungsaktive Mikrofaser-Kleidung.

Inline-Skaten

Ein Training, das Sie nicht ungeübt beginnen sollten, sondern nur nach Einweisung durch einen Trainer. Die Gefahr, sich Bänder zu reißen oder – noch schlimmer – Knochen zu brechen, ist einfach zu groß.

Inline-Skaten verbraucht fast so viele Kalorien wie Squash und mehr als Joggen. In einer halben Stunde verbrennt ein Inline-Skater (bei 65 Kilo Gewicht) fast 400 Kalorien. Eine ganze Menge also.

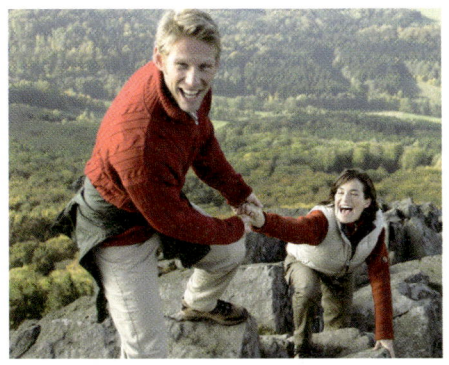

Bergwandern

Die sportlichere Variante des Wanderns, super für Kondition und in schwierigerem Gelände auch für die Koordination. Wer die Chance hat, häufig in den Bergen wandern zu können, sollte das unbedingt nutzen. Bergwandern verbrennt in einer halben Stunde rund 240 kcal (bei 65 Kilo Körpergewicht), bei einer Tagestour kommt da schon was zusammen. Außerdem tut eine Bergwanderung der Seele gut. Bewegung in frischer Luft ist die beste Entspannung. Wenn abends der Hunger kommt – greifen Sie ruhig zu, Sie haben viel Fett verbrannt.

Sport und Fun – zwei, die unbedingt zusammengehören. Sonst macht Bewegung höchstens Frust

Rennrad fahren

Das Alter spielt eigentlich keine Rolle, aber die Koordination auf dem Rad muss stimmen. Wer mit dem schlanken, sportlichen Rennrad umgehen kann, hat ein Training gefunden, dass sehr schnell die Pfunde purzeln lässt. Allerdings müssen Sie einiges in die Ausrüstung investieren. Für Rad und Kleidung sind schnell 1000 Euro und mehr ausgegeben.

Gruppe 3: Aufwendige Sportarten, für die man Übung und Erfahrung braucht

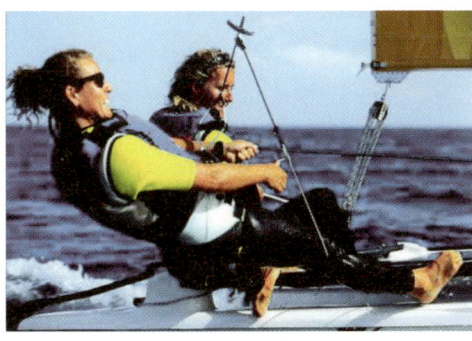

Segeln, Segelfliegen, Surfen, Drachenfliegen, Golf, Reiten

In diese Gruppe gehört alles, was relativ hohe Ansprüche ans Equipment stellt, Sportarten, die Sie unter fachgerechter Anleitung eine Zeitlang lernen müssen und in die Sie auch einiges an Geld stecken müssen. Auch wenn überall Spaß- und Sportfaktor hoch sind – nur um schlanker zu werden, kauft man sich eigentlich kein Reitpferd oder ein Segelboot. Deshalb lassen wir diese Sportarten hier getrost links liegen.

Tipps für ein erfolgreiches Training

● Nehmen Sie sich gerade am Anfang nicht zu viel vor. Wer jetzt die Messlatte zu hoch legt, wird schnell die Lust verlieren.

● Steigern Sie Ihr Training in kleinen Schritten. Die Strecke, die Sie laufen oder radeln, wird immer ein bisschen länger, das Tempo wird peu à peu ein bisschen schneller und so weiter.

Sport mit Freunden bedeutet immer auch ein Stück mehr Gruppenzwang. Was manchen ganz gut tut

● Reservieren Sie in Ihrem Wochenplan feste Zeiten für Ihren Sport. Versuchen Sie nicht, das Training irgendwie einzuschieben – das geht garantiert schief. Sport und Bewegung sind ab jetzt für Sie so verbindlich wie eine feste Verabredung – und genauso sollten Sie Ihre Sporttermine behandeln. Auch – und vor allem – wenn Sie allein laufen, radeln oder schwimmen.

● Wenn sich der innere Schweinehund meldet, hören Sie nicht auf ihn. Bitten Sie auch Ihren Partner, Ihre Familie Sie an die Sporttermine zu erinnern. Sich drücken gilt nicht.

● Belohnen Sie sich für jeden noch so kleinen Erfolg. Ein Blumenstrauß, ein Kinobesuch, egal, worauf Sie Lust haben (nur keine Sahnetorte). Die größte Motivation ist natürlich ein neuer Rock oder eine neue Hose – eine Nummer kleiner als früher.

10-Tages-Plan für Laufeinsteiger

Tag	Laufminuten und Geh-minuten im Wechsel	Laufminuten insgesamt	Gehminuten insgesamt	Trainingszeit insgesamt
1. Tag	2-1-2-1-2-1-2-1-2-1-2-1-2-1	14	7	21 Min.
2. Tag	Trainingspause			
3. Tag	2-1-2-1-2-1-2-1-2-1-2-1-2-1	16	8	24 Min.
4. Tag	Trainingspause			
5. Tag	Ausgleichsport: 30 Min. Rad fahren			30 Min.
6. Tag	3-1-3-1-3-1-3-1-3-1-3-1	18	6	24 Min.
7. Tag	Trainingspause			
8. Tag	3-1-3-1-3-1-3-1-3-1-3-1-3-1	21	7	28 Min.
9. Tag	Ausgleichsport: 30 Min. Schwimmen			30 Min.
10.Tag	Trainingspause			

Welche Sportart fördert was?

Sportart	Ausdauer	Kraft	Beweglichkeit	Koordination
Aerobic	✓✓✓	✓	✓✓	✓✓✓
Badminton	✓	✓	✓✓	✓✓
Basketball	✓✓✓	✓✓	✓✓	✓✓
Bergwandern	✓✓✓	✓✓	✓✓	✓✓✓
Eishockey	✓✓✓	✓✓	✓✓	✓✓✓
Fußball	✓✓✓	✓	✓✓	✓✓✓
Golf	✓	✓	✓✓	✓✓✓
Gymnastik	✓✓	✓✓✓	✓✓✓	✓✓
Handball	✓✓✓	✓✓	✓✓	✓✓✓
Hockey	✓✓	✓✓	✓✓	✓✓✓
Inline-Skaten	✓✓✓	✓	✓✓	✓✓✓
Jogging	✓✓✓	✓	✓	
Nordic Walking	✓✓✓	✓	✓✓	✓✓
Rad fahren	✓✓✓	✓✓	✓	✓
Rennrad fahren	✓✓✓	✓✓	✓	✓✓✓
Schwimmen	✓✓✓	✓	✓	✓✓
Segeln	✓	✓✓	✓✓	✓✓✓
Skilanglauf	✓✓✓	✓	✓✓	✓✓
Squash	✓	✓✓	✓✓	✓✓
Surfen	✓✓	✓✓	✓✓	✓✓✓
Tanzen	✓✓	✓	✓	✓✓
Tennis	✓✓	✓✓	✓✓	✓✓
Tischtennis	✓	✓	✓✓	✓✓
Volleyball		✓✓	✓✓	✓✓✓
Wandern	✓✓✓	✓	✓	

Slim-Food und Familie: Wie Sie die anderen satt kriegen und selbst abspecken

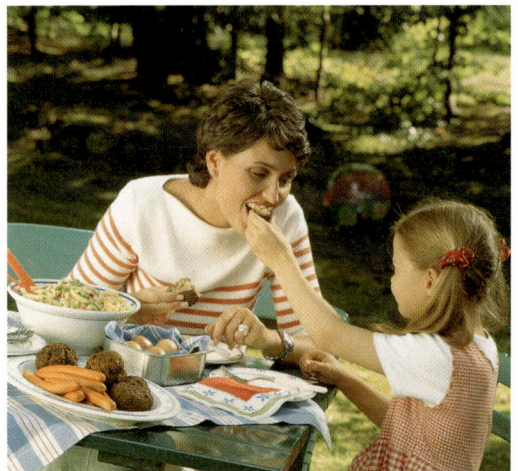

Mit den Kindern schnell was naschen schadet der Figur

Für viele Frauen beginnt der Frust mit dem Abnehmen im ganz normalen Familienalltag. Sie selbst wollen Pfunde verlieren und setzen sich auf kalorienarme Kost, die Kinder und vor allem der Ehemann haben aber Hunger und wollen eine ordentliche Portion Nudeln oder Kartoffeln mit einem Stück Fleisch auf dem Teller haben. Familie und Abnehmen – das will irgendwie nicht zusammenpassen. Und deshalb scheitern Mütter häufig mit ihren guten Vorsätzen zur eigenen Wunschfigur.

So kommen Sie raus aus dem familiären Abnehm-Dilemma

Eine Diät suchen, die allen schmeckt? Keine gute Idee, denn meist will ja nur einer abnehmen und die anderen brauchen ihre tägliche Kalorienzufuhr. Und außerdem führen Diäten – wie wir ja wissen – ohnehin nur in den Teufelskreis von Ab- und Zunehmen. Die Ernährung für alle umstellen? Im Ansatz nicht falsch, denn wenn Sie auf Dauer schlank bleiben wollen, müssen Sie ohnehin schlechte Ernährungsgewohnheiten über Bord werfen. Aber gleich die ganze Familie davon überzeugen? Das kann schwierig werden.

Komplizierte Menüplanung bedeutet in der Regel Stress. Und Stress – das wissen wir – schadet der Figur

Deshalb lieber kleine Schritte gehen und erst einmal bei sich selbst anfangen. Doppelt kochen? Also Pizza für Ehemann und Kinder und ein Stück kalorienarmen Fisch für sich selbst? Das könnte eine Lösung sein, die alle zufrieden stellt, aber sie kostet viel Zeit. Und die haben die meisten Mütter nicht. Nur kleine Häppchen bei den anderen mitessen? Ein bisschen Salat, ein bisschen Gemüse, vielleicht eine Kartoffel bei den Kindern stibitzen? Ist auch keine bombensichere Methode, denn sie erfordert sehr viel Disziplin, und Sie laufen Gefahr, sich nicht ausgewogen genug zu ernähren.

Damit Sie in dieser Situation nicht Motivation und Lust am Schlankwerden verlieren und vor allem nicht auch noch Krach mit dem Rest der Familie bekommen, brauchen Sie einen Plan, den Sie problemlos in Ihren Alltag einbauen können.

Die einfachste Lösung ist die beste:
So oft wie möglich leichte Kost

Eine grobe Orientierung bringt schon mal folgende Frage: Versammelt sich bei Ihnen einmal am Tag die gesamte Familie gemeinsam am Tisch? Und wenn ja, wann ist das der Fall? Wird bei Ihnen zum Beispiel die Hauptmahlzeit mittags eingenommen, könnte Ihr persönlicher Essplan so aussehen:

- Sie verzichten auf ein üppiges Frühstück mit Brot und Brötchen und essen lediglich einen kleinen Obstsalat mit einer Marinade aus Honig und Zitronensaft.
  Wenn Sie partout morgens kein Obst mögen: Ein Vollkornbrötchen mit Margarine und magerem Käse oder Aufschnitt sind auch erlaubt.
- Mittags essen Sie dann ganz normal mit Ihrer Familie, achten aber bei sich selbst auf kleine Portionen.
- Nachmittags gibt´s einen Snack (fettarmer Joghurt oder Obst).
- Abends genießen Sie zum Beispiel gedünstetes Gemüse oder eine leckere Tomaten-suppe. Dafür einfach einen halben Liter Tomatensaft mit etwas Olivenöl eine Viertel-stunde köcheln lassen. Salzen, pfeffern, fertig.
- Ideal für die Figur: Lassen Sie einmal pro Woche das Abendessen für sich ganz ausfallen und essen Sie ab 19 Uhr nichts mehr. Trinken Sie auf jeden Fall viel Wasser oder Kräutertee. Isst Ihre Familie abends warm und üppig, setzt das bekanntlich noch mehr an. Gegensteuern können Sie, indem Sie tagsüber bewusst leicht essen.

Wichtig ist, dass Sie nicht hungern. Denn sonst laufen Sie Gefahr, bei den anderen mitzuessen

- Morgens wieder nur einen Obstsalat (oder Knäckebrot).
- Mittags beispielsweise einen Rohkostsalat mit Putenstreifen oder gedünstetes Gemüse.
- Abends können Sie dann gemütlich mit Ihrer Familie essen, allerdings besser nur kleine Portionen. Verzichten Sie auf jeden Fall beim Abnehmen auf ein Glas Bier oder Wein. Alkohol setzt nicht nur zusätzlich an, sondern macht auch noch Appetit.

3 Tricks fürs Sattgefühl

INFO

Beim Essen stellt sich erst 10 bis 20 Minuten nach dem ersten Bissen das so genannte Sättigungsgefühl ein.
- *Langsam essen, damit der Körper signalisieren kann: Jetzt habe ich keinen Hunger mehr.*
- *Bewusst Pausen machen, das Besteck hinlegen.*
- *Auf das Essen konzentrieren, dann lässt sich die Größe der Portionen besser kontrollieren.*

Durchhaltetipps für Familienmanagerinnen

Peu à peu stellen Sie so Ihre Ernährungsgewohnheiten um, ohne unablässig Diät halten zu müssen. Und der Figurfalle „Gemütliches Beisammensein" sind Sie auf diese Weise ebenfalls entgangen. Damit´s auch wirklich klappt, hier noch ein paar zusätzliche Tipps:

- Setzen Sie sich nicht hungrig an den schön gedeckten Esstisch, sonst werden die Portionen garantiert nicht klein bleiben.
- Trinken Sie vor der Mahlzeit ein großes Glas Wasser, das füllt den Magen, nimmt den Heißhunger.
- Trinken Sie auch während des Essens eifrig Wasser – und nicht Alkohol, Tee oder Kaffee. So halten Sie Ihren Flüssigkeitshaushalt besser in Balance.
- Naschen Sie nichts von den Tellern der anderen, sondern halten Sie sich strikt an Ihre Portion.
- Auch wenn alle länger gemütlich am Tisch sitzen – für Sie ist leider kein Nachschlag drin.
- Spielen Sie auf keinen Fall den Resteverwerter. Auch wenn Sie sich noch so viel Mühe beim Kochen gegeben haben – es ist nicht Ihre Aufgabe, dafür zu sorgen, dass alles aufgegessen wird.
- Wechseln Sie nicht vom Esstisch gleich auf die Couch – ein kleiner Spaziergang, gerade nach dem Abendessen, tut der Figur gut.

Kann man den Ehegatten schlank kochen?

Die gute Nachricht gleich vorweg: Man kann. Aber es ist nicht immer leicht. Ich bewundere jede Frau, die es geschafft hat, ihren Mann gegen seinen Willen auf schlanke Kost zu setzen. Gut, Sie können mehr Gemüse in den Speiseplan einbauen, auf Sahne in der Soße verzichten und fettarmen Käse kaufen. Aber wie Sie einer eingefleischten Couch-Potatoe die Chipstüte und den Sechserpack wegnehmen – keine Ahnung. Ich fürchte, ab einem gewissen Alter sind Männer im Allgemeinen und Ehemänner im Besonderen bestimmten Argumenten gegenüber unzugänglich. Ganz anders sieht die Sache aus, wenn er ebenfalls abspecken will. In diesem Fall haben Sie die Chance, die ganze Familie auf gesunde und ausgewogene Mischkost zu setzen – und das ist der erste Schritt in ein schlankeres und gesünderes Leben.

Schöner Nebeneffekt: Je gesünder Sie kochen, desto schlanker wird die ganze Familie

Wenn die Kinder zu dick sind

Lehrer, Ärzte und Ernährungswissenschaftler schlagen längst Alarm: Unsere Kinder werden immer dicker. Jedes fünfte Kind und jeder dritte Jugendliche in Deutschland hat Übergewicht, jedes 13. Kind gilt sogar schon als stark übergewichtig. Damit hat sich die Zahl der dicken Kinder in den letzten 15 Jahren verdoppelt. Aber sind allein die Süßigkeiten schuld? Wohl kaum. Viel eher scheint es sich um eine fatale Kombination aus falscher Ernährung und viel zu wenig Bewegung zu handeln. Der Verdacht, dicke Kinder würden einfach nur zu viel essen, hat sich nämlich nicht bestätigt.

Hochinteressant sind die aktuellen Ergebnisse einer Studie des Dortmunder Instituts für Kinderernährung. Diese Langzeitstudie läuft bereits seit 18 Jahren und untersucht das Essverhalten von Kindern ab dem Säuglingsalter. Überraschende Erkenntnis der Forscher: Die Kinder essen nicht zu viel, im Gegenteil, sie essen eher weniger als früher. Aber: Sie bewegen sich kaum noch. Und zwar bis zu 50 Prozent weniger als noch vor ein paar Jahren.

83 Prozent der Kinder zwischen 6 und 13 Jahren wollen am liebsten fernsehen

Zweites Ergebnis: Statt Obst, Gemüse und Vollkornprodukten essen Kinder und Jugendliche hauptsächlich Fast Food und trinken dazu süße Limonade. Eltern, die tatenlos zusehen, wie ihr Kind aufgeht wie ein Hefeteig, sollten wissen, dass dicke Kinder vermehrt anfällig für Diabetes sind, Gelenkprobleme bekommen und vor allem oft unter einem schwer angeknacksten Selbstbewusstsein leiden.

Wenn Sie ohnehin selbst abspecken wollen, lässt sich doch Ihr Wunsch nach der Traumfigur mit den gesundheitlichen Notwendigkeiten Ihres Kindes ideal verbinden. Da Kinder in puncto Essen meist ziemlich eigensinnig sind und häufig Gemüse im Besonderen ablehnen, erfordert die gesunde Ernährung zugegeben ein bisschen Geschick von Ihnen.

Ein guter Start sind da immer Nudeln mit verschiedenen Gemüsesoßen. Geflügel essen Kinder häufig ganz gern, also lässt sich aus Hähnchen und Pute meist was Gesundes zaubern. Und ab und an dürfen es dann auch mal die geliebten Pommes sein – aber die aus dem Backofen, denn sie sind fettärmer als die aus der Fritteuse. Was Sie aber rigoros vom Speiseplan streichen sollten, sind alle Arten von Chips. Das Allerwichtigste bei einem übergewichtigen Kind ist jedoch Bewegung. Wenn Sie Ihr Kind zu einer Jogging-Runde überzeugen können – super. Falls Sie es doch nicht allein schaffen – es gibt Kliniken, die sich auf übergewichtige Kinder spezialisiert haben. Fragen Sie Ihren Arzt.

Ich fühle mich...	Ich bin gierig auf...	Besser ist...
schlecht drauf, frustriert, traurig	Schokolade, Sahnetorte	Banane, Beeren mit Joghurt
gelangweilt, antriebslos	Kaffee, Kartoffelchips	Grüner Tee, Kefir
nervös, angespannt, überfordert	Fast Food	Vollkornbrötchen mit Quark
wütend, entnervt	Alkohol	Tomatensaft mit Tabasco
müde, ausgepowert	Cola, Zucker	Buttermilch mit etwas Acerolasaft

Fettkiller auf einen Blick: Wa

Fettkiller	So wirkt´s	Esstipp
Aprikosen	Panthotensäure fördert den Fettabbau, Kalium entwässert	8 getrocknete Hälften am Tag knabbern
Chicorée	Bitterstoff Intybin unterstützt das Abnehmen	oft auf Brot oder im Salat essen
Chili	Capsaicin hilft beim Fettabbau	ideal in Soßen und Suppen
Feigen	das Enzym Ficin fördert das Entschlacken	toll bei Heißhunger auf Süßes
Fisch	enthält das „Nervenvitamin" Niazin	grillen oder dünsten, dazu Olivenöl
Gemüsesäfte	Vitamine und Mineralstoffe kurbeln den Stoffwechsel an	häufig Saft aus Tomaten, Möhren, Sellerie trinken
Kräuter	Biostoffe helfen bei der Fettverbrennung	statt Salz Kräuter zum Würzen nehmen
Löwenzahn	enthält viel Kalium, gut beim Entwässern	entweder im Salat oder als Saft

beim Schlankwerden hilft

Fettkiller	So wirkt´s	Esstipp
Mango	Kalium entwässert, Mangan unterstützt den Zuckerstoff- wechsel	so oft wie möglich als Obst
Nüsse	ihr Biotin-Anteil stoppt Heiß- hungerattacken	zwar fett, aber schnelle Sattmacher
Papaya	durch Enzyme ein guter Fatburner	öfter zum Frühstück nur eine Papaya
Pflaumen	viele Ballaststoffe, die gut für die Verdauung sind	egal, ob getrocknet, frisch oder als Saft, ideal für zwischendurch
Pu-Erh-Tee	Spurenelemente stoppen Hunger	täglich ein paar Tassen
Rettich	ätherische Öle regen die Verdauung an	als Rohkost und im Salat
Roggenbrot	viele Ballaststoffe, daher gut für den Stoffwechsel	statt Weißbrot lieber Roggen
Zitrusfrüchte	jede Menge Vitamin C plus Flavonoide	toller Cocktail: Saft aus je 1 Orange, Zitrone und Grapefruit

Gehören Sie auch zu den Menschen,
die sich wundern, warum sie
eigentlich nicht abnehmen, obwohl
sie doch gar nicht so viel essen?
Seltsam, nicht? Man treibt doch
Sport, man isst doch ohnehin schon
kaum was und doch kleben da diese
Pfunde an den Hüften.
Möglicherweise essen Sie tatsächlich
in Maßen, aber vielleicht essen
Sie das Falsche. Es gibt viele
Irrtümer übers Schlanksein und
-werden. Welche? Hier steht's.

Das Geheimnis

guten

**100 Irrtümer
über Ernährung,
Schlanksein und
Diäten**

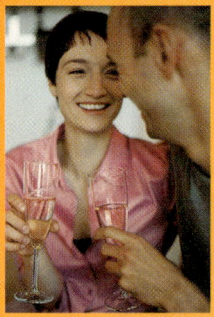

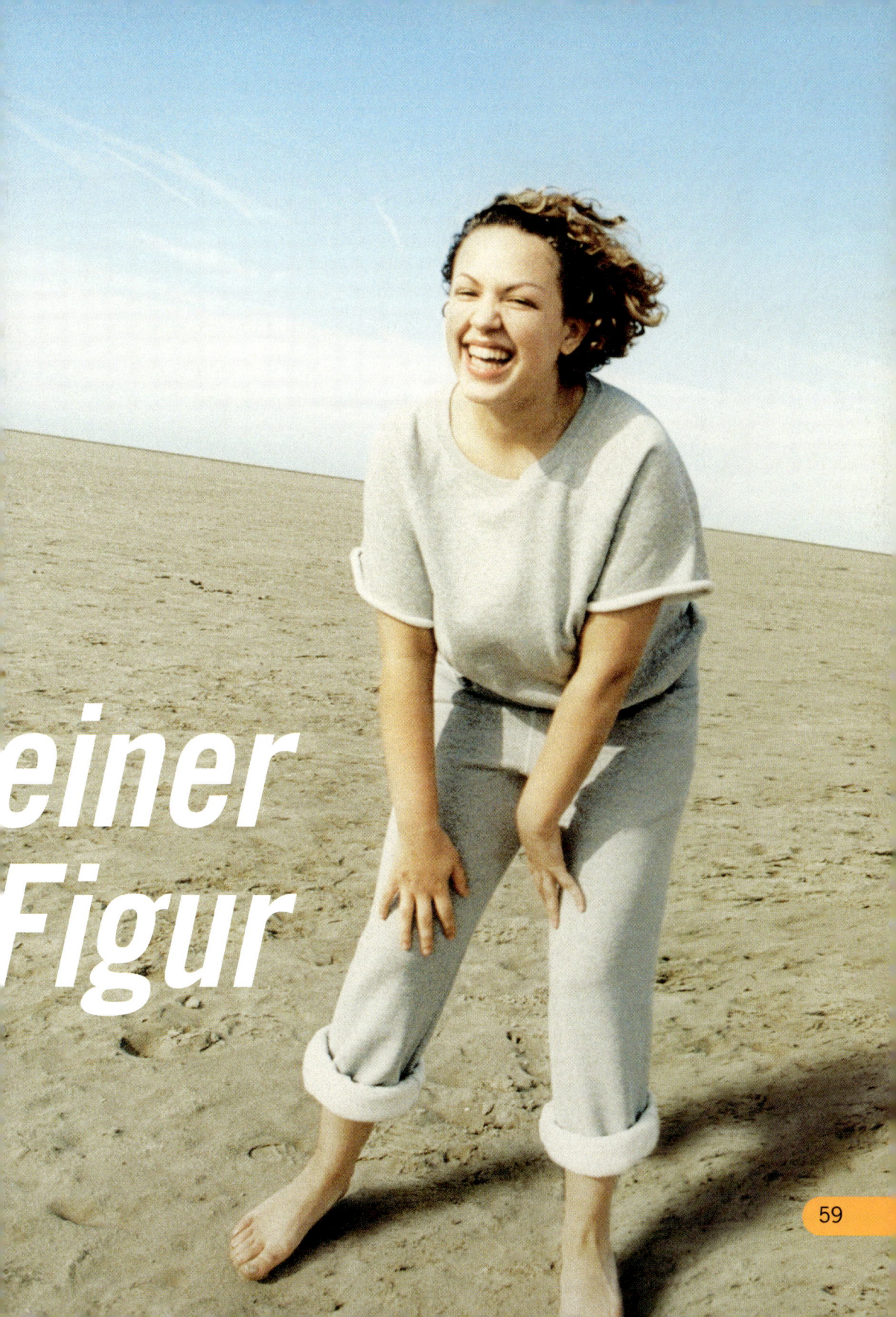

einer
Figur

Das fängt ja gut an –
der figurfreundliche Start in den Tag

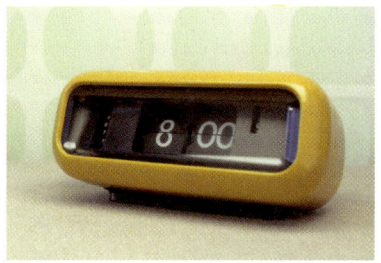

Schon am frühen Morgen nichts essen? Keine gute Idee

1. „Zum Frühstück nur eine Tasse Kaffee – da müsste ich doch eigentlich abnehmen"

Denkste. Auch wenn's beim schnellen Hinhören logisch klingt: Wer Kalorien spart, nimmt ab, also kann man doch gleich schon morgens damit anfangen. Stimmt aber eben nicht: Mit wenig bis gar keinen Kalorien in den Tag zu starten, ist in den meisten Fällen Gift für die Figur. Warum? Weil der Magen spätestens im Lauf des Vormittags dem Gehirn signalisiert: Ich habe einen Mordshunger. Und dann ist die Gefahr, jetzt unkontrolliert gegen den Heißhunger anzufuttern, groß. Deshalb ist ein gutes Frühstück gerade beim Abnehmen ein Muss. Es kommt allerdings darauf an, was Sie morgens essen. Eine üppige Mahlzeit früh am Morgen mit viel Fett ist selbstverständlich tabu.

Ohne Frühstück in den Tag zu starten, ist Gift für die Figur

Statt einer dick mit Wurst belegten Butterstulle gibt's einen Obstsalat oder ein Vollkornbrötchen mit Magerquark und etwas Marmelade (s. auch die Schlankpläne ab Seite 111). Lassen Sie besser die Finger von Fertigmüslis mit Zuckerzusätzen und mischen Sie Ihr Frühstücksmüsli lieber selbst aus Haferflocken und Obst. Croissants, Muffins oder Donuts gibt's ab sofort ebenfalls nicht mehr. Schade, aber besser für die Figur. *Siehe auch Irrtum 2 und 5.*

2. „Statt Zucker benutze ich Süßstoff"

Tja, ist Süßstoff nun ein Segen oder doch ein Fluch? Viele Frauen, die sich in Internetforen ihren Abnehm-Frust von der Seele schreiben, sagen, dass sie mit Süßstoff eher zugenommen haben. Andere benutzen häufig Süßstoff und haben offenbar keine schlechten Erfahrungen gemacht.

Was wissen wir über Süßstoff? Erstens, er hat keine Kalorien, und zweitens, er liefert so gut wie keine verwertbare Energie. Also könnte man doch folgern: Wenn wir alle jetzt nur noch Süßstoff statt Zucker benutzen und nur noch Getränke, Joghurts etc. mit Süßstoff kaufen, werden wir ganz automatisch schlanker, weil wir ja viel weniger Kalorien zu uns nehmen. Sogar dann, wenn wir genau so viel essen wie vorher.

Seltsamerweise ist dem aber nicht so. In einer Studie der amerikanischen Krebsgesellschaft wurden 80.000 Frauen zwischen 50 und 69 ein Jahr lang beobachtet. Viele Frauen benutzten zum Süßen ausschließlich Süßstoff. Dennoch hatten die Süßstoffbenutzer nach einem Jahr mehr zugenommen als die Zuckerbenutzer. Woran das genau liegt, ist bislang nicht geklärt. Möglicherweise macht Süßstoff mehr Appetit und lässt uns deshalb mehr Kalorien vertilgen. Oder es ist eine Psycho-Falle: Man hat im Kaffee Kalorien eingespart und kann woanders zuschlagen. Aber beides würde bedeuten: Süßstoff kann dick machen. Ernährungswissenschaftlich ist übrigens gegen Zucker in Maßen nichts zu sagen. Viel wichtiger für alle, die abnehmen und ihr Wunschgewicht dauerhaft halten wollen: den Jieper auf Süßes einschränken und so oft wie möglich durch Obst ersetzen.

3. „Ich verzichte einfach auf Brot"

Das muss man nicht, um abzunehmen, und das sollten Sie auch nicht tun.
Denn im Brot, besonders in Vollkornbrot, stecken wichtige Vitamine (A, E, B6), Mineralstoffe (Magnesium) sowie Ballaststoffe, die die Verdauung in Schwung bringen. Vollkornbrot kann deshalb ruhig täglich auf dem Speiseplan stehen.

   Weißbrot enthält nur halb so viele Vitamine wie Vollkornbrot, deutlich weniger Mineralstoffe und steckt voller schlechter, dick machender Kohlenhydrate. Sie müssen Weißbrot nicht komplett vom Tisch verbannen, aber lieber nur in Maßen essen.
Wer jedoch häufig zu Vollkornbrot greift, darf auch mal an einem Baguette knabbern. Croissants dagegen sind nichts anderes als eine geballte Ladung Fett und Kohlenhydrate. Die kleinen Hörnchen schmecken zwar lecker, klammern sich jedoch hartnäckig als Fettpolster an Po und Hüfte fest. Croissants daher lieber aus dem Brotkorb rauslassen. Toast enthält rund viermal so viel Fett wie Weißbrot, also besser nicht täglich essen. Und wenn schon Toast, dann Vollkorntoast. Für Brötchen gilt: Auch hier gibt's Vollkornprodukte, die gesund sind und besser sättigen. *Siehe auch Irrtum 33.*

4. „Morgens was Süßes macht dick"

Das stimmt so nicht. Denn schon ein Schälchen Obstsalat kann ja den Hunger auf Süßes stillen. Oder eine Scheibe Vollkornbrot mit Magerquark und Marmelade. Dass der Bauchspeck weg muss, bedeutet nicht, auf jegliche süßen Nahrungsmittel zu verzichten. Nur unkontrolliert Süßes zu essen, ist Gift für die Figur.

Vollkornbrot – das neue Anti-Age-Mittel
INFO

Wenn Sie etwas für Haut und Haare tun wollen, steigen Sie um auf Vollkornbrot und -bröt- chen. Denn, das teilt die Verei- nigung Getreide-, Markt- und Ernährungsforschung in Bonn mit, Roggenvollkorn ist reich an Vitamin E. Dies sorgt für schö- ne Haut, glänzendes Haar und kräftige Fingernägel.

5. „Kaffee macht schlank, er hat doch keine Kalorien"

Stimmt, ungesüßter Kaffee ohne Milch hat weder Kalorien noch Fett und kann deshalb gar nicht dick machen. Aber: Kaffee und auch schwarzer Tee entziehen dem Körper Flüssigkeit, die Sie am besten mit Mineralwasser wieder nachfüllen müssen. Kaffee ist daher nicht geeignet, für die nötige Menge an Flüssigkeit zu sorgen, die der Körper vor allem beim Abnehmen braucht.

Dennoch dürfen Sie selbstverständlich eine Tasse Kaffee trinken. Mehr als drei am Tag sollten es aber auf keinen Fall sein. Und: Trinken Sie zu jedem Kaffee ein großes Glas Mineralwasser. So gleichen Sie den Flüssigkeitsverlust am einfachsten wieder aus. *Siehe auch Irrtum 1 und 2.*

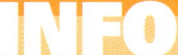 ### 6. „Orangen- oder Grapefruitsaft übersäuert doch den Körper"

Nicht alles, was sauer schmeckt, wirkt im Körper säurebildend. Aber gerade bei den Zitrusfrüchten scheinen sich die Ernährungsexperten selbst nicht einig. Zitrone, Grapefruit und Orange schmecken zwar sauer, wirken aber basisch, sagen die einen. Bei den anderen stehen sie auf der Liste der säureüberschüssigen Lebensmittel. Halten wir uns an die Erfahrungen von Dr. Renate Collier (1919–2001). Die berühmte Natur-

---

Grüner Tee hält gesund
INFO

Viele wissenschaftliche Studien beschäftigen sich mit grünem Tee und seiner Wirkung auf unsere Gesundheit.

Inzwischen ist erwiesen, dass grüner Tee vor Krebs schützen kann. Er sorgt aber auch dafür, dass der Blutzuckerspiegel konstant gehalten wird und fördert die Verdauung. Das bedeutet: grüner Tee ist auch ein guter Figurformer. Schwarzer Tee, der aus der gleichen Pflanze stammt wie der grüne Tee (schwarzer Tee ist im Gegensatz zum grünen fermentiert) hat übrigens eine ähnlich positive gesundheitliche Wirkung. Allerdings: Wer Milch in den Tee gießt, macht alles auf einen Schlag kaputt. Durch die Milch können die Polyphenole nicht mehr resorbiert werden, der Tee wirkt nicht mehr.

Ingwerwasser gegen Fett

INFO

Gerade an kalten Tagen ein prima Tipp gegen Frösteln und zusätzlich noch ein prima Fatburner: Eine etwa 3 cm lange Ingwerwurzel schälen und in Scheiben schneiden. Mit einem Liter kochendem Wasser überbrühen. In eine Thermoskanne geben und über den Tag verteilt trinken.

heilärztin war Expertin der Azidose-Therapie (acidus = sauer) und hat über viele Jahre nach Wegen zur Entsäuerung des Körpers geforscht. Tatsache ist, dass die meisten Deutschen, vor allem aber Übergewichtige, übersäuert sind. Nach Dr. Collier ein Grund für viele Erkrankungen.

Viele Menschen mögen gerade am frühen Morgen keine Zitrusfrüchte. Hören Sie ruhig auf Ihren Körper

Erster Schritt gegen die Übersäuerung ist eine Umstellung der Ernährung, die zumindest zu 80 Prozent aus Lebensmitteln bestehen sollte, die basisch und nicht sauer sind. Dr. Collier rät ohnehin übersäuerten Menschen von Zitrusfrüchten ab, das gilt besonders bei älteren Menschen. Gesunde Menschen mit einem ausgewogenen Säure-Basen-Haushalt haben dagegen kein Problem mit Zitronen und Co. Bei ihnen wirken sie übrigens auch basisch. *Siehe auch Irrtum 28.*

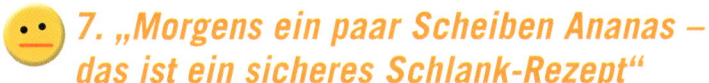 7. „Morgens ein paar Scheiben Ananas – das ist ein sicheres Schlank-Rezept"

Ein Stück Ananas schmeckt erfrischend und ist in der Tat ein Schlankmacher – also ein idealer Start in den Tag. Wichtig ist es, frische Ananas zu essen und keine Konserven, da steckt zu viel Zucker drin.

Ein bis zwei Scheiben Ananas morgens nach dem Aufstehen pushen den Stoffwechsel und kurbeln die Verdauung an. Vorsicht nur vor einer Ananas-Diät: Ausschließlich Ananas zu essen ist zwar kurzfristig ein Fettkiller, aber nach wenigen Tagen mit normaler Kost wiegen Sie mehr als vorher.

Bin ich übersäuert?

Bei den meisten Menschen ist das Säurekonto weit überzogen. Wer es genau wissen will, kann das durch einen pH-Wert-Test aus der Apotheke selbst feststellen. Mit Hilfe eines Indikatorpapiers wird der pH-Wert des Urins gemessen. Sind Sie zu sauer, sollten Sie was dagegen tun: mehr basische Lebensmittel essen und evtl. zusätzlich ein Basenpräparat einnehmen (gibt's auch in der Apotheke).

12 Uhr Mittag – High Noon in Sachen Abnehmen

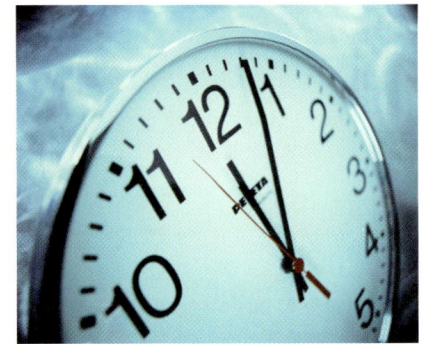

Nur nicht hetzen – nehmen Sie sich Zeit für ein Mittagessen

8. „Ich knabbere doch mittags nur einen Apfel"

So weit, so gut. Dass Äpfel voller Vitamine und Mineralstoffe stecken und ein kleines Wunderwerk für unsere Gesundheit sind, haben Sie ja schon im Kapitel „Die besten Lebensmittel fürs Wohlfühlgewicht" gelesen. Also machen Sie selbstverständlich nichts falsch, wenn Sie einen Apfel essen. Aber: In der Mittagspause ausschließlich an einem Apfel zu nagen, kann Ihre Akkus, die sich im Lauf des Vormittags langsam geleert haben, nicht wieder auffüllen. Ein Apfel als Snack zwischendurch ist ideal, aber als Mittagessen eindeutig zu wenig.

Vermutlich überfällt Sie ein bis zwei Stunden später ein regelrechter Heißhunger, weil inzwischen Ihr Magen knurrt. Und was tun Sie jetzt? Noch einen Apfel essen? Vermutlich nicht, sondern jetzt muss was Süßes oder Fettiges her. Achten Sie mal darauf, ob Sie jetzt nicht zur Schokolade oder einem Stück Kuchen greifen. Falls ja, sollten Sie in Zukunft mittags etwas mehr essen. Zum Beispiel eine Suppe oder einen Salat. Den Apfel gibt's dann nachmittags als Snack statt der Schokolade. Und: Es gibt Menschen, bei denen lösen Äpfel relativ schnell Hungergefühle aus. Gehören Sie dazu, ist ein Apfel anstelle des Mittagessens ohnehin die falsche Alternative. Also lieber keinen Apfel essen? Bloß nicht. Wenn Sie Äpfel mögen und vertragen, knabbern Sie zwischendurch so viele wie möglich davon. Aber ersetzen Sie nicht eine ganze Mahlzeit durch nur einen Apfel.

Mittags lieber gar kein Obst? Nein. Eine ordentliche Portion Obstsalat mit einem Klacks Joghurt ist in Ordnung

9. „Ab und zu eine Portion Fast Food ist okay. Die Kalorien spart man locker wieder ein"

Es kommt ganz darauf an, was Sie sich als Fast Food gönnen. Natürlich können Sie in den großen Fast-Food-Ketten auch Salat essen, aber wenn wir von Fast Food reden, meinen wir ja eigentlich einen richtig ordentlichen Hamburger, am besten noch mit Käse und vielleicht sogar die XXL-Version.

Dazu kommt meist noch eine Portion Pommes frites. Und schon haben Sie so viel Fett und Kalorien gefuttert, dass die Sache mit dem Einsparen schwierig werden könnte. Schon ein normaler Hamburger hat rund 260 Kalorien und 9 g Fett, mit Käse sind's schon 312 Kalorien. Die Pommes schlagen mit ebenfalls 332 Kalorien und fast 17 g Fett zu Buche, macht also 633 Kalorien für einen Cheeseburger mit Pommes.

Bei einem Wiener Schnitzel mit Salzkartoffeln wären Sie nur auf die Hälfte der Kalorien gekommen. Noch schlimmer ist übrigens Currywurst mit Pommes. Da sind Sie mit 746 Kalorien und 41 g Fett dabei. Die Nährwertangaben stammen übrigens vom Fast-Food-Riesen McDonald´s und nicht etwa von Körner essenden Makrobiotikern.

 ## 10. „Mit grünem Salat kämpft man am besten gegen die Pfunde"

Da 100 g grüner Salat, in der Regel meinen wir damit ja den Kopfsalat, nur 12 Kalorien enthalten, ist er natürlich ein Schlankmacher. Außerdem ist er reich an Folsäure, ein wasserlösliches Vitamin, das wir für die Blutbildung brauchen. Und es steckt eine Menge Vitamin C im Salat. Als Faustregel gilt hier: Je grüner der Salat, umso mehr Vitamin C enthält er. Dennoch kann grüner Salat nicht der Hauptbestandteil einer wirklich ausgewogenen Ernährung sein, die gesund ist und schlank macht. Denn er enthält logischerweise weder Eiweiß noch Fett, und beide sind nun mal lebensnotwendig für uns. Und: Grüner Salat ist dann am besten, wenn er nicht weit auf Reisen gehen muss, sondern direkt in der Region angebaut und verkauft wird. Achten Sie dabei auch speziell auf Bio-Produkte.

Salat ist sehr vielseitig. Ob Rauke, Feld- oder Römersalat, bauen Sie viel Grünzeug in die Ernährung ein

 ## 11. „Fisch esse ich überhaupt nicht. Lieber Fleisch und Wurst"

Viele Argumente sprechen nun mal für Fisch, vor allem für Seefisch. Wenn die Antipathie gegen Fisch damit zusammenhängt, dass er Gräten hat und schwer zu essen ist oder dass Sie ihn bislang gar nicht oder nur selten zubereitet haben, sollten Sie Fisch

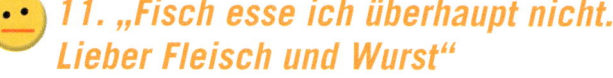

3 Tipps für frischen Salat
INFO

- Da Salat durch Lagerung seine wertvollen Inhaltsstoffe schnell verliert (der Vitamin-C-Gehalt nimmt schon nach einem Tag um 20 bis 30 Prozent ab), sollten Sie ihn immer nur dann kaufen, wenn Sie ihn auch wirklich essen wollen.

- Salatköpfe, die auf dem Markt in der prallen Sonne liegen, besser nicht kaufen. Salat wird schnell sehr welk.
- Die Blätter immer nur im Ganzen waschen und nicht vorher klein zupfen. Sonst waschen Sie die Inhaltsstoffe mit raus.

eine Chance geben und sich langsam an seine Vorzüge rantasten. Es gibt Fisch in so vielen Sorten und Zubereitungsarten, dass man mit der nötigen Experimentierfreude ein leckeres Rezept oder eine bestimmte Fischart findet, die man gerne mag.

Wer sich partout nicht mit Fisch anfreunden kann und ihn daher rigoros vom Speiseplan gestrichen hat, sollte Fleisch und Wurst trotzdem nur in Maßen essen. Zu viele tierische Fette übersäuern und beinhalten auch ein gewisses Risiko für Herzkrankheiten. *Siehe auch Irrtum 28.*

12. „Tagsüber hat man oft so viel um die Ohren, da lässt man einfach das Mittagessen ausfallen"

Auch wenn der Job oder der Familienalltag stressig ist – Zeit zum Essen muss sein. Denn das Mittagessen ausfallen lassen führt zu nichts anderem als einer heftigen Heißhungerattacke und unkontrolliertem Appetit auf entweder Salzig-Fettes und Süß-Sahniges am Nachmittag. Ergebnis: Frust, weil die Pfunde nicht purzeln. Gönnen Sie sich die Auszeit und essen Sie mittags etwas Leichtes mit Eiweiß.

13. „Gemüse und Obst mag ich nicht so gerne, stattdessen esse ich viel Eiweiß"

Viel Eiweiß, vor allem wenn es sich um tierisches Eiweiß wie Fleisch, Butter, Sahne, Quark oder Käse handelt, kann den Körper übersäuern und den Säure-Basen-Haushalt durcheinander bringen. Gemüse und Obst wirken dagegen eher basisch. Aber auch hier gilt wie beim Fett oder bei den Kohlenhydraten: nur eine ausgewogene Mischkost ist auf Dauer gesund und hilft Ihnen dabei, Ihr Wunschgewicht zu halten. *Siehe auch Irrtum 11 und 28.*

Lachs und Käse – gut für die Zähne

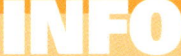

Ernährung und gesunde Zähne – die beiden haben viel miteinander zu tun. Wir haben oft gehört, dass zu viel Zucker und auch Honig den Zähnen schadet, aber wussten Sie, dass Lachs vor Karies schützen kann? Kann er aber, denn Lachs enthält Fluor. Und auch Käse nützt der Vorbeugung gegen Zahnkrankheiten. Die Proteine und Mineralstoffe im Käse sind gut für den Zahnschmelz.

14. „Mittags esse ich gern ein leckeres Süppchen aus der Dose"

Dosensuppen sind zwar in Windeseile zubereitet und damit superpraktisch, aber was sich an Fetten, Kohlenhydraten etc. alles in der Dose verbirgt, wissen Sie nicht genau. Nach einer Untersuchung der Uni Wien waren beispielsweise in 21 Fertiggerichten häufig die Angaben über Fettgehalt und Kalorienmenge unzuverlässig. In immerhin jedem vierten Produkt war die angegebene Kalorienzahl in Wirklichkeit fast doppelt so hoch. Und auch beim Fett wichen die Angaben bis zu einem Viertel vom tatsächlichen Gehalt ab.

Wenn Ihnen das Gemüseputzen und -zerkleinern mittags zu aufwendig ist – tiefgefroren geht's schneller

Zugegeben, nicht jede Dosensuppe muss eine Mogelpackung sein, aber Sie tun sich und Ihrem neuen Ernährungsbewusstsein einen größeren Gefallen, wenn Sie Ihr Süppchen selbst zubereiten. Dann wissen Sie, was drin steckt und das frische Gemüse in Ihrer Suppe ist außerdem ein Figurschmeichler. Sie finden in jedem Kochbuch leckere Rezepte für schnelle Suppen, hier ein superschnelles aus nur einem Bund Suppengrün (das auch noch megapreiswert ist).

Sie brauchen: 1 Bund Suppengrün, etwas Olivenöl, Salz und Pfeffer. Möhren, Lauch und Sellerie putzen, waschen, klein schneiden. Alles in etwas Olivenöl andünsten, mit 300 ml Wasser ablöschen, 15 Minuten köcheln lassen. Die Suppe pürieren, salzen und pfeffern. Petersilie klein schneiden und zufügen.

 ## 15. „Rosinen sind ein guter Pausensnack"

Auch wenn sie lecker schmecken, beim Abnehmen gilt: besser keine Rosinen. Denn die kleinen braunen Powerpakete haben eine Menge Kalorien (267 kcal auf 100 g) und enthalten außerdem ziemlich viele Kohlenhydrate. Nach dem glykämischen Index stehen sie deshalb auch in der Dickmacher-Tabelle. Im Urzustand als Weintraube tun sie dagegen der Figur was Gutes.

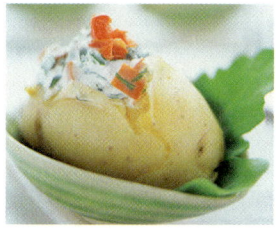

Lecker: Kartoffel mit Quark

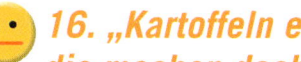 ## 16. „Kartoffeln esse ich nicht, die machen doch dick"

Darauf kann man nur sagen: jein. Kartoffeln geschält und als Salzkartoffeln gekocht oder ungeschälte als Pellkartoffeln machen keineswegs dick, denn sie enthalten relativ wenig Kalorien (100 g ca. 70 Kalorien). Gesünder ist es sogar, wenn Sie zum Beispiel junge Kartoffeln (sehr lecker) mit Schale kochen und die Schale dann auch mitessen. Zu echten Dickmachern werden Kartoffeln erst, wenn sie mit viel Fett in Berührung kommen, zum Beispiel in einer Fritteuse. Kartoffeln und Frittierfett gehen dann eine schwergewichtige Allianz ein, egal ob sie frisch verarbeitet werden oder aus der Tiefkühltruhe kommen. Nur zwei Beispiele: 100 g Pommes frites kommen auf 272 Kalorien und 13 g Fett,

100 g Kartoffelpuffer sogar auf 292 Kalorien und 19 g Fett. Wenn Sie die Pommes im Backofen garen, können Sie etwa 20 Kalorien (auf 100 g) weniger rechnen. Bratkartoffeln, obwohl die ja auch mit Fett in der Pfanne gebraten werden, haben deutlich weniger Kalorien: 161 kcal auf 100 g, dazu 8 g Fett. Allerdings – und das soll hier nicht verschwiegen werden – sind auch gekochte Kartoffeln in jüngster Zeit in den Ruf der Dickmacher gekommen, da sie einen hohen so genannten glykämischen Index haben. Der glykämische Index, abgekürzt GI und populär Glyx genannt, kommt von glycos (= süß) und gibt an, wie stark und wie schnell ein bestimmtes Lebensmittel den Blutzucker ansteigen lässt. Auf einer Skala von 1 bis 100 gelten Lebensmittel mit einem Wert unter 55 als Fatburner, über 55 als Dickmacher.

Kartoffeln immer dunkel und kühl lagern. Grüne Stellen unbedingt wegschneiden – sie sind giftig

Alle Nahrungsmittel mit einem hohen GI lassen den Blutzuckerspiegel nach dem Essen schnell ansteigen, der Körper schüttet Insulin aus, um den Zucker umzuwandeln, Fett wird eingelagert. Ein niedriger GI wirkt dagegen vereinfacht gesagt wie ein Fatburner. Um auf die Kartoffeln zurückzukommen: Sie haben wegen ihres Kohlenhydratanteils einen GI von 85 und gehören damit zu den Dickmachern. Darf man nun Kartoffeln essen oder nicht? Verzichten Sie auf alle Arten von frittierten Kartoffeln und essen Sie Pellkartoffeln in Maßen. *Siehe auch Irrtum 82.*

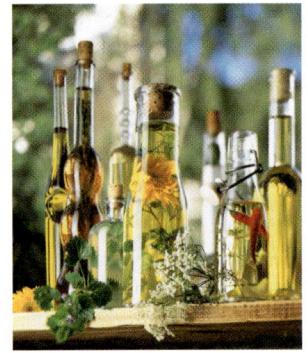

Wertvolle Pflanzenöle sind wichtig für eine gesunde Ernährung

17. „Die beste Abnehm-Regel: so wenig wie möglich Fett"

Ja, das böse, böse Fett. Kein anderer Bestandteil unserer Nahrung ist so verteufelt worden wie das Fett, und über keinen anderen gibt's so viele Gerüchte und Halbwahrheiten. Soll man nun Fett essen und wenn ja, wie viel? Ist Fett grundsätzlich ungesund? Was ist eigentlich der Unterschied zwischen gesättigten und ungesättigten Fettsäuren? Und vor allem: Macht Fett uns wirklich fett?

Eine Menge Fragen, auf die man leider auch eine Menge Antworten findet. Denn selbst die Ernährungswissenschaftler sind sich beim Thema Fett nicht hundertprozentig einig. Ein paar Eckdaten gibt es aber doch, an die wir uns halten können.

ERSTENS: Unser Organismus funktioniert nur mit Fett. Würde jemand überhaupt kein Fett mehr essen, wäre das sein sicherer Tod. Denn im Fett stecken nicht nur lebenswichtige Stoffe, einige Vitamine – A, D, E und K – kann unser Körper ohne Fett gar nicht verwerten. Diese Vitamine sind fettlöslich, ohne Fett würden wir sie nicht verdauen. Fett gehört zur Ernährung also notwendigerweise dazu, fragt sich nur, wie viel.

Ein erster Richtwert ist die so genannte 30-Prozent-Regel. Sie stammt aus den USA, wurde dort in den 50er-Jahren – eher willkürlich – festgelegt. Denn eigentlich galt diese Regel für übergewichtige herzkranke Männer älter als 40. Dank einer groß angelegten

Anti-Fett-Kampagne hat sie sich aber auch für gesunde Männer – und Frauen – jeglichen Alters durchgesetzt. Ihre Bedeutung ist schnell erklärt, denn die 30-Prozent-Regel besagt nichts anderes, als dass der Fettanteil der in einer Mahlzeit enthaltenen Kalorien 30 Prozent nicht übersteigen sollte. Diese Regel im Alltag umzusetzen ist jedoch für einen ganz normalen Menschen, der ernährungswissenschaftlich nicht vorgebildet ist, nahezu unmöglich.

Fett ist nicht gleich Fett. Und das bedeutet: Schlechtes weglassen, gutes ruhig oft auf den Tisch

Oder wissen Sie, wie viel Fett die Scheibe Käse enthält, die Sie gerade auf Ihr Brötchen gelegt haben? Vermutlich nicht. Vielleicht findet man den Fettgehalt des Käses auf 100 g gerechnet gerade noch heraus, aber dann müsste man die Scheibe Käse wiegen, alles wieder umrechnen, um dann den prozentualen Anteil der Fettkalorien herauszubekommen. Mir persönlich ist das zu kompliziert, aber wer es versuchen möchte, hier die Formel:

$$\text{30-Prozent-Regel} = \frac{\text{Fett in Gramm x 9}}{\text{Gesamtkalorien}} \times 100$$

Noch mal in Worten: Um auszurechnen, wie viel Prozent Fett ein Lebensmittel enthält, multiplizieren Sie den Fettanteil in Gramm mit 9 (weil ein Gramm Fett neun Kalorien liefert) und teilen das Ergebnis durch die Gesamtkalorienzahl. Das Ganze wiederum multiplizieren Sie mit 100, dann erhalten Sie den prozentualen Fettanteil Ihres Käsebrötchens. Und so machen Sie das den ganzen Tag mit jedem Happen, den Sie essen. Eine Vorstellung, die wohl kaum realistisch und praktikabel ist. Um die komplizierten Rechnereien abzukürzen: Wenn wir bei unserem Beispiel mit dem Käsebrötchen bleiben und davon ausgehen, dass Sie Ihr Brötchen mit Margarine bestrichen und mit Gouda belegt haben, dann sind Sie schon ziemlich nah an 30 Prozent dran. Zwei statt einer Scheibe Gouda und das Brötchen dick mit Butter bestrichen – und schon liegt der Fettanteil über 30 Prozent.

Ständig den Fettgehalt ausrechnen, müssen Sie nicht. Aber den Überblick über die Fettmenge behalten

Zweiter Richtwert – und der ist wesentlich einfacher auszurechnen – ist die Fettmenge, die wir am Tag höchstens essen bzw. nicht überschreiten sollten. Und die beträgt in etwa 60 bis 80 Gramm pro Tag. Wie viel Gramm Fett ein Lebensmittel enthält, können Sie in einer so genannten Fettspartabelle leicht nachschauen.

Bleiben wir als Beispiel bei unserem Käsebrötchen: Ein ganz normales Brötchen hat ungefähr 1 g Fett, der Margarineaufstrich rund 4 g, und der Käse enthält rund 6 g Fett. Macht zusammen 11 g Fett. Mit nur einem Croissant dagegen hätten Sie gleich 20 g Fett konsumiert, aber subjektiv den Eindruck gehabt, auch nicht mehr gegessen zu haben als ein Käsebrötchen. Es lohnt sich also durchaus, auf den Fettanteil zu achten.

ZWEITENS: Einfach nur das Fett zu reduzieren, muss nicht schlanker machen. Schauen wir in die USA, wo es unzählige Low-Fat-Produkte gibt: Fett ist geradezu verpönt, aber die Dicken werden immer mehr. Woran liegt das? Möglicherweise achtet man zwar auf den Fettanteil, nimmt aber viele „schlechte" Kohlenhydrate (Pommes frites,

Weißbrot, Limonade, Süßigkeiten) zu sich. Der Körper nimmt die „schlechten" Kohlenhydrate sehr schnell auf, wandelt sie in Zucker um, muss dann Insulin ausschütten, um den Zucker zu verarbeiten und speichert derweil Fett im Körper. Das Gemeine an der Sache: Da wir ja Low Fat essen, glauben wir, dass wir uns gesund und kalorienbewusst ernährt haben. Denkste.

DRITTENS: Fett ist nicht gleich Fett. Bestimmt haben Sie schon mal von gesättigten und ungesättigten Fettsäuren gehört. Gesättigte Fettsäuren stecken vor allem in Fleisch, Wurst, aber auch in Milchprodukten. Sie wirken sich auf die Blutfettwerte ungünstiger aus als die ungesättigten Fettsäuren. Auch die werden noch einmal aufgeteilt in einfach und mehrfach ungesättigte Fettsäuren.

Statt Fleisch lieber Seefisch essen – dieses Fett ist wesentlich gesünder

Zu den einfachen gehören zum Beispiel Olivenöl, Nüsse, Avocados. Mehrfach ungesättigte Fettsäuren stecken zum Beispiel in Seefischen wie Lachs, Makrele oder Thunfisch, außerdem in Sonnenblumen- oder Distelöl. Die ungesättigten Fettsäuren nennt man auch essenzielle Fettsäuren, da der Körper sie nicht selbst herstellen kann. Wir müssen sie mit unserer Nahrung aufnehmen. Die essenziellen Fettsäuren sind daher besonders wertvoll.

Vorsicht vor allem vor so genannten „Trans-Fettsäuren", die durch chemische Härtung entstehen. Sie stecken in Fertigprodukten, Gebäck und Weißbrot, aber auch in Margarine und sollen laut einer Studie Herzerkrankungen begünstigen.

FAZIT: Finger weg von allen „schlechten" Fetten wie Pommes aus der Fritteuse, Croissants oder Trüffelpralinen. „Gute" Fette wie Oliven- oder Sonnenblumenöl, Seefisch oder Nüsse dürfen Sie essen – selbst wenn im Öl oder in den Nüssen viele Kalorien stecken. Als Brotaufstrich eignet sich auch Magerquark. *Siehe auch Irrtum 36.*

18. „Gemüse bringt doch nichts, es sind ja auch nicht alle Vegetarier schlank"

Irrtum. Zahlreiche Studien haben gezeigt, dass Vegetarier, die zwar auf Fleisch verzichten, aber durchaus Milch, Joghurt oder Quark essen (also so genannte Ovo-Lacto-Vegetarier) gesünder und vor allem schlanker sind als die Fleischesser. Die Gründe? Zum einen vermutet man, dass sich Veggies ohnehin bewusster ernähren und einen gesünderen Lebensstil plus mehr Bewegung haben. Vegetarier rauchen zum Beispiel meist nicht und trinken generell wenig Alkohol.

Ein guter Kompromiss: Öfter mal auf Fleisch verzichten und dafür lecker vegetarisch essen

Zum anderen wirkt sich vegetarische Kost aus Gemüse, Obst, Tofu und Vollkornprodukten positiv auf die Gesundheit aus. Wer auf Fleisch verzichtet, leidet seltener an Bluthochdruck, an Diabetes, Herz-Kreislauf-Erkrankungen oder Dickdarmkrebs. Durch die hauptsächlich pflanzliche Ernährung essen Vegetarier mehr komplexe Kohlenhydrate, mehr Ballaststoffe und ungesättigte Fettsäuren.

Angst vor Mangelerscheinungen braucht niemand zu haben, es sei denn, Sie verzichten auf alle Lebensmittel tierischen Ursprungs (also auch auf Milch, Eier, Quark, Joghurt und sogar Honig) und entscheiden sich für ein Leben als streng veganer Vegetarier. In diesem Fall müssen bestimmte Vitamine und Mineralstoffe zusätzlich eingenommen werden, sonst kann es – besonders bei Kindern – zu gesundheitlichen Schäden kommen. Nun könnte man fragen, ob nicht die Veggie-Kost dann der einfachste und beste Weg zur Wunschfigur ist. Ganz so einfach ist es leider nicht, denn auch als Vegetarier halten Sie Ihr Gewicht nicht, wenn Sie sich hauptsächlich von dick machenden einfachen „schlechten" Kohlenhydraten (zum Beispiel weißes Mehl) oder fettigen Kartoffeln (Pommes oder Puffer) ernähren.

Und: Auf Fleisch zu verzichten ist nun mal nicht jedermanns Sache. Müssen Sie ja auch nicht. Fleisch und Fett in Maßen, dafür viel Obst, Gemüse und Vollkornprodukte und Sie sind auf gerader Strecke zur Bikini-Figur. Vorausgesetzt Sie ruinieren sie nicht wieder durch Bewegungsmangel.

Hitliste der superschlanken Sattmacher

Lebensmittel (je 100g)	Kalorien	Fett
Champignons	15	0,3 g
Chicorée	11	0,2 g
Feldsalat	12	0,4 g
Gurken	13	0,2 g
Kopfsalat	10	0,2 g
Paprika	20	0,3 g
Radieschen	13	0,1 g
Rettich	10	0,2 g
Rhabarber	11	0,1 g
Sauerkraut	16	0,3 g
Spargel	13	0,1 g
Spinat	12	0,1 g
Tomaten	17	0,2 g

19. „Möglichst oft Geflügel essen, das macht schlank"

Huhn und Pute sind Mager-, Ente und Gans dagegen Fettgeflügel

Geflügel ist nicht gleich Geflügel. Wenn Sie jeden Tag Gänsekeule essen, werden Sie ganz bestimmt gehörig zunehmen. Fettarm sind dagegen Hähnchen- und Putenfleisch. Also dann auf zum Imbiss und ein leckeres, kross gebratenes Hähnchen holen?

Das Fleisch ist zwar mager, aber die Haut hat's in sich, denn hier wird die Fettschicht gespeichert. Wer schlank werden will, isst sein Hähnchen ohne Haut – auch wenn sie noch so knusprig ist.

 ## 20. „Rohes Gemüse ist besser als gekochtes"

Das kann man so nicht sagen. Wenn Sie zum Beispiel grüne Bohnen roh essen, rufen Sie lieber gleich den Arzt. Bohnen enthalten im Rohzustand giftige Stoffe. Genauso wie Kartoffeln, Linsen, Kidneybohnen, Sojabohnen und Kichererbsen.

Andere Gemüsesorten dagegen, zum Beispiel Tomaten und Karotten, sind gekocht wesentlich gesünder als roh, obwohl sie im Salat oder als Rohkost ebenso gut schmecken. Und manche Gemüsesorten wie Spargel oder Blumenkohl essen wir eigentlich nur gekocht, obwohl sie auch roh sehr lecker sind (sogar der Spargel).

Spinat, Champignons, größere Mengen Sellerie und Kohl sollten Sie besser garen. Zucchini, Fenchel, Möhren, Zuckerschoten, Paprika dürfen Sie nach Geschmack mal roh oder gekocht zubereiten.

Ernährungsfachleute sind sich übrigens einig, dass eine Mischkost aus rohem und gekochtem Gemüse am besten und gesündesten ist. Und letztlich auch den besten Schlank-Faktor hat.

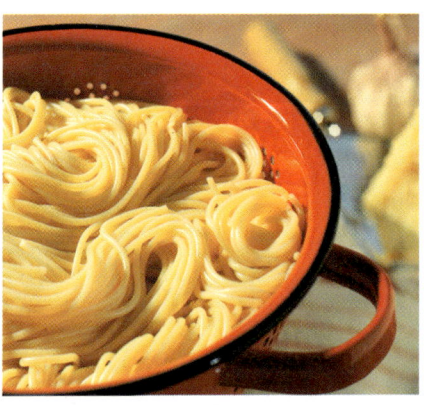

Gegen Spaghetti selbst ist nichts zu sagen, schlimm wird's bei der Soße

 ## 21. „Nudeln machen doch nicht dick – es gibt schließlich die Pasta-Diät"

Pasta-Diät hin oder her, Tatsache ist, dass zu viele und vor allem schlechte Kohlenhydrate dick machen können. Kohlenhydrate sind nicht nur in Nudeln, Kartoffeln oder Reis enthalten, sondern verstecken sich in Lebensmitteln, wo wir sie eigentlich gar nicht vermuten.

Zum Beispiel in Fruchtnektar, in Süßigkeiten, in Marmelade oder in Pizza. Ernährungswissenschaftler sprechen von „guten" (komplexen) und „schlechten" (einfachen) Kohlenhydraten, wobei die einfachen vom Körper besonders schnell aufgenommen und in Glukose umgewandelt werden. Sie gelangen so ins Blut, der Blutzuckerspiegel steigt an, und der Körper schickt das Hormon

Insulin, um eine Überzuckerung zu verhindern. Das Insulin leitet den Zucker vom Blut in die Zellen, damit er dort in Energie umgewandelt wird. Allerdings: Wenn das Insulin seine Arbeit tut, werden keine Fette abgebaut. Solange der Blutzuckerspiegel also über einem bestimmten Wert liegt, beschäftigt sich der Körper mit dem Abbau von Zucker – das Fett lagert er ein. Und schlimmer noch: Haben alle Zellen genügend Energie aus der Glukose verbraucht, wird der übrige Zucker ebenfalls in Fett umge-wandelt, da dies leichter zu speichern ist. Die komplexen Kohlenhydrate, vor allem enthalten in Kartoffeln, Vollkornnudeln, Naturreis und Vollkorn-brot, werden langsamer verdaut und stellen gleichmäßiger Energie zur Ver-fügung. Je mehr und vor allem „schlechte" Kohlenhydrate wir essen, umso dicker werden wir. Heißt die Devise jetzt also: Finger weg von den Kohlen-

Als Faustregel gilt: Vollkornnudeln gehören zu den komplexen, Eier-nudeln zu den einfachen Kohlenhydraten

hydraten und damit Finger weg von Pasta? Nein, auf keinen Fall. Achten Sie aber darauf, welche Kohlenhydrate Sie essen. Und damit sind wir wieder bei den Nudeln und der Pasta-Diät. Vollkornnudeln oder Nudeln aus Hartweizengries dürfen Sie unbedenklich essen. Aber auch nur die.

Die Gretchenfrage kommt bei der Soße, denn wer mag schon Nudeln oben ohne? Entscheiden Sie sich hier lieber für die schlanken Alternativen und nehmen Sie statt Sahnesoße lieber Arrabbiata oder statt Vier-Käse-Soße lieber Scampi mit würzigen Toma-ten zu den Nudeln. *Siehe auch Irrtum 16 und 33.*

22. „Stark gewürztes Essen soll schlank machen"

Chili, Curry, Cayenne, Paprika und schwarzer Pfeffer gelten zwar als Fat-burner, weil sie den Stoffwechsel ankurbeln, aber nur durch Gewürze wird niemand schlank. Das Gute an scharfem Essen: Es schmeckt besser, die Schärfe nimmt die Lust auf süßen Nachtisch, Sie kommen ein bisschen ins Schwitzen, und die Verdauung läuft runder.

Nehmen Sie sich die asia-tische Küche zum Vorbild: Hier wird oft scharf gewürzt, aber wenig gesalzen

Deshalb sind Chili & Co. perfekte Begleiter beim Abnehmen, aber keine ausgespro-chenen Schlankmacher. Sie ersetzen nicht die ausgewogene Mischkost und die Bewe-gung, ohne die wir nun mal nicht schlanker werden. Oder einmal anders gesagt: Curry verbrennt zwar Fett, eine Currywurst dagegen macht fett.

23. „Nachmittags ein Stück Schokolade kann nicht schaden – Schokolade ist doch Nervennahrung"

Im Prinzip stimmt das. Dass Schokolade im Gehirn die Produktion von Endorphinen anregt, ist wissenschaftlich erwiesen. Und Endorphine, körpereigene Nervenbotenstoffe, lösen nun mal Glücksgefühle aus. Insofern lässt sich Schokolade durchaus als Nerven-nahrung bezeichnen. Angeblich mögen sogar viele Frauen Schokolade lieber als Sex.

Ein Stückchen Schokolade am Nachmittag wäre eigentlich kein Problem, wenn nicht so viele Kalorien drinstecken würden. Und wenn es bei nur einem Stück bleiben würde. Denn dass die Lust auf Schokolade bei vielen erst nach einer ganzen Tafel nachlässt, ist leider eine Tatsache. Mit einer Tafel Vollmilchschokolade haben Sie aber rund 560 Kalorien verdrückt – dafür hätten Sie fünf Rindersteaks à 100 g essen können. Außerdem enthält eine Tafel Schokolade auch noch 50 g Zucker und 30 g Fett. Auch Schokoriegel sind gefährliche Kalorienbomben: ein Mars hat 275 Kalorien und 30 g Fett, ein Snickers 310 Kalorien und 17 g Fett.

Schlechte Nachrichten also für alle Naschkatzen. Aber jetzt heldenhaft keine Süßigkeiten mehr anrühren? Das ist ein Vorsatz, den Sie garantiert bald brechen werden.

Viele Süßigkeiten im Haus machen nicht nur Sie, sondern auch Ihr Kind dick. Lieber mit Schoko & Co. sparsam sein

Strikte Verbote sind lustfeindlich und für überzeugte Schleckermäuler auch nicht durchzuhalten. Zum Glück gibt es schlanke Alternativen: 100 g Popcorn hat zum Beispiel nur 360 Kalorien und minimale 3 g Fett. 100 g Weingummi haben rund 350 Kalorien und enthalten überhaupt kein Fett.

Auf dem Weg zur Wunschfigur heißt es deshalb: die Lust auf Schokolade einschränken und auf fett- und kalorienarme Süßigkeiten umsteigen.

Kleiner Trick, wenn der Heißhunger auf Schokolade doch mal übermächtig wird: keine ganzen Tafeln kaufen, sondern Miniriegel, Schokobonbons oder einzeln verpackte Schokostückchen.

24. „Ich habe immer reichlich Süßigkeiten im Haus, denn die Kinder wollen was naschen"

Das kann eine ganz fiese Figurfalle sein, und ein großer Vorrat an Süßigkeiten ist wirklich nur für Menschen geeignet, die sich entweder nichts aus Süßem machen oder die so diszipliniert sind, dass ihnen die Schokolade im Schrank egal ist. Wenn Sie Ihr Abnehmprogramm konsequent durchziehen wollen und selber eine Naschkatze sind, ist diese Art der Vorratshaltung keine gute Idee. Besser: Sie haben einen Vorrat an frischem Obst der Saison und bieten Ihren Kindern einen Apfel oder einen Pfirsich an.

Wenn's schon Schokolade sein muss, dann am besten Zartbitter, denn der höhere Kakaogehalt lässt das Heißhungergefühl schneller verschwinden.

25. „Es heißt doch: lieber mehrere kleine Mahlzeiten am Tag als drei größere"

Fünfmal (oder sogar mehr) nur ein bisschen zu essen gilt in der Regel als ein ganz guter Schlanktrick, da sich durch die vielen Snacks im Lauf des Tages kein Heißhunger bilden kann. Bei manchen Leuten funktioniert's, bei anderen erweist sich das ständige Essen als echter Dickmacher. Denn wer ohnehin dazu neigt, zu viel zu essen oder immer seinen Teller leer essen will, der wird mit vielen kleinen Snacks über den Tag verteilt vermutlich noch mehr zulegen. Lieber sich auf die drei Hauptmahlzeiten beschränken und als Nachmittagssnack allenfalls Obst knabbern oder fettarmen Joghurt löffeln.

Schlimme Dickmacher –
und ihre schlanken Alternativen

Setzt an...	Fett	besser ist...	Fett
Schweinenacken, 150 g	25 g	Kalbsschnitzel, 150 g	3 g
Leberwurst, 30 g	12 g	Geflügelwurst, 30 g	1 g
Mozzarella, 60 g	11 g	Harzer Roller, 60 g	0 g
Mettwurst, 50 g	23 g	Bierschinken, 50 g	10 g
Gänsekeule, 200 g	15 g	Hähnchenschenkel, 200 g	5 g
Aal, 150 g	49 g	Forelle, 150 g	4 g
Schokolade, 20 g	6 g	Gummibärchen, 20 g	0 g
Macadamiannüsse, 50 g	35 g	Salzstangen, 50 g	2 g
Erdnüsse, 10 g	50 g	Maronen, 10 g	2 g
Pizza Salami, 300 g	53 g	Kartoffelsalat, 300 g	15 g
Pommes frites, 100 g	15 g	Pellkartoffeln, 100 g	0 g
Croissant, 60 g	16 g	Brötchen, 60 g	1 g
Mayonnaise, 25 g	20 g	Joghurt-Dressing, 25 g	3 g
Pils, 330 ml	13 g	Bier alkoholfrei, 330 ml	1 g
Frühstücksspeck, 30 g	20 g	Corned Beef, 30 g	2 g
Frischkäse, 100 g	31 g	Hüttenkäse, 100 g	4 g
Ölsardinen, 100 g	24 g	Krabben, 100 g	2,5 g
Avocado, 100 g	24 g	Bananen, 100 g	0 g
Schlagsahne, 100 g	31 g	Saure Sahne, 100 g	10 g
Sahnequark, 100 g	11 g	Magerquark, 100 g	0 g

Am Abend wird´s gemütlich – leider nicht für die Figur

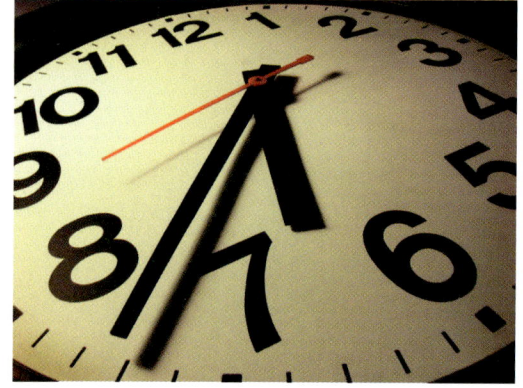

Spät essen ist nicht das Problem. Wichtig ist, was man isst

26. „Beim Italiener verzichte ich auf Sahnesoßen und bestelle Spaghetti al Pesto"

O je. Pesto schmeckt zwar göttlich, ist aber eine teuflische Kalorienbombe. Nur 25 g Pesto, das ist mal gerade 1 Esslöffel, enthalten schon 143 Kalorien und 14 g Fett. Eine Portion Spaghetti al Pesto kommt leicht auf 600 Kalorien – nur wegen des Pesto. Grund dafür ist der hohe Anteil an Olivenöl. 10 g Olivenöl (das sind etwa zwei Teelöffel) bringen es immerhin auf 92 Kalorien. Was also essen, wenn das Herz Pasta begehrt, der Verstand aber etwas Fettarmes fordert? Eine schlanke Alternative zu Pesto oder auch Spaghetti Carbonara (viel Sahne, Speck und Parmesan) ist eine leckere Tomatensoße mit Basilikum. Für alle, die Lust haben, sie auch mal zu Hause auszuprobieren, hier ein kinderleichtes, aber superleckeres Rezept: Sie brauchen: 1 kleine Zwiebel, 1 Knoblauchzehe, etwas Olivenöl, 1 kleine Dose Tomatenmark, Salz, Pfeffer, 1/2 Bund Basilikum, 100 g Spaghetti. Zwiebel und Knoblauchzehe in dem Olivenöl glasig braten. Tomatenmark zufügen, gut verrühren, salzen, pfeffern, ca. 10 Minuten köcheln lassen. Basilikum fein hacken und zur Soße geben, 5 Minuten weiterköcheln. Spaghetti in Salzwasser bissfest garen, abgießen, abtropfen lassen. Pasta mit der Soße vermengen. Hat nur ein Drittel der Kalorien von Spaghetti Pesto und schmeckt garantiert genauso gut – und vielleicht sogar noch besser.

Leicht zu merken: Wer abnehmen will, entscheidet sich am besten für Soßen auf Tomaten- bzw. Gemüsebasis

27. „Abends esse ich nicht viel – allenfalls ein Stück Käse oder Salami aus dem Kühlschrank"

Das ist nun wirklich Gift für die Figur. Sie tun sich keinen Gefallen, wenn Sie sich abends eine Mahlzeit verkneifen, dann aber alle halbe Stunde zum Kühlschrank pilgern und den leckeren mittelalten Gouda peu à peu wegputzen. Oder sich scheibchenweise die würzige Salami gönnen, bis Sie viel zu viel davon gegessen haben.

Wer zu den abendlichen Kühlschrankplünderern gehört, sollte sich diese liebe Gewohnheit schleunigst abgewöhnen – sonst wird´s nichts mit der Traumfigur. 100 g Gouda hat rund 330 Kalorien und 26 g Fett. Bei der Salami kommt´s noch dicker:

425 Kalorien auf 100 g und 36 g Fett. Da nutzt es Ihnen auch nichts, wenn Sie vormittags eine halbe Stunde gejoggt sind. Nichts setzt so sehr an wie Wurst- und Käse-Naschen am späten Abend.

Die Gründe: Abends schaltet der Körper auf Sparflamme, alles, was Sie nach 19 Uhr noch essen, setzt sich gerne an Bauch, Hüften und Po ab. Außerdem haben Sie beim Naschen keine Kontrolle, wie viel Sie schon gegessen haben. Sie denken: „Ach, nur noch ein kleines Stückchen Salami", haben aber unter Umständen schon längst 500 Kalorien und mehr verdrückt. Logisch, dass man dann nicht schlank wird.

Kleiner Trick für alle, die nicht glauben wollen, wie viel da zusammenkommen kann: alles aufschreiben

In Kombination mit Alkohol kommt's leider noch dicker, denn der hat nicht nur selbst ziemlich viele Kalorien, sondern regt auch noch den Appetit an. Und so bewegen Sie sich in einem Teufelskreis: noch ein Schlückchen Wein, noch ein Stückchen Käse und so weiter und so weiter. Deshalb: Genießen Sie lieber ein leichtes Abendessen (zum Beispiel gegrillten Fisch mit gedünstetem Gemüse) und essen Sie danach nichts mehr. Ein effektiver Fatburner kurz vor dem Zubettgehen ist übrigens ein Glas Tomatensaft mit einem Spritzer Tabasco.

28. „Öfter mal ein Steak – das ist doch eine tolle Diät"

Sicher, viele Kalorien hat ein mageres Rindersteak nicht (ca. 120 auf 100 g). Und immerhin galt ja lange Zeit ein Steak mit Salat als eine Art klassische Manager-Diät oder auch Hollywood-Diät.

Aber: Fleisch – auch wenn es noch so mager ist – gehört zu den so genannten säurebildenden Lebensmitteln und kann deshalb dazu beitragen, den Körper zu übersäuern. Und das wiederum bringt unseren Säure-Basen-Haushalt durcheinander. Grundsätzlich gilt: Damit alle Stoffwechselvorgänge im Körper reibungslos ablaufen, ist die Balance zwischen Säuren und Basen von ganz wichtiger Bedeutung. Klingt alles furchtbar kompliziert, und das ist es auch. Vereinfacht könnte man es so beschreiben:

Um den Säure-Basen-Gehalt einer Lösung zu bestimmen, misst man den so genannten pH-Wert. Ein pH-Wert von 7 zeigt eine neutrale Lösung an, Werte unter 7 bewegen sich im sauren Bereich, Werte über 7 im basischen.

Unser Körper hat übrigens keinen einheitlichen pH-Wert. Der pH-Wert des Blutes liegt normalerweise bei 7,4, der des Magens zwischen 1,2 und 3,0. Grund für das stark saure Milieu des Magens ist die körpereigene Salzsäure, die wir zur Verdauung brauchen.

Wissenschaftlich gut erforscht ist der pH-Wert des Blutes, den der Körper übrigens durch ein kompliziertes Puffersystem immer wieder selbst reguliert. Inwieweit unsere Ernährung Einfluss auf das Säure-Basen-Gleichgewicht hat, wird in der Wissenschaft sehr unterschiedlich diskutiert. Viele Schulmediziner halten die Wirkung bestimmter Lebensmittel auf den Säure-Basen-Haushalt für nicht so wichtig, Naturheilkundler sehen das ganz anders. Sie teilen die Lebensmittel in neutrale, basische und saure Gruppen und raten grundsätzlich zu einer eher basisch orientierten Kost. Und was hat das alles mit dem Abnehmen zu tun? Ganz einfach. Stimmt Ihre Säure-Basen-Balance nicht und ist Ihr Körper stark übersäuert, kann er dazu neigen, Schlackenstoffe einzulagern, die zum Beispiel auch Cellulite begünstigen. Auf einen groben Nenner gebracht, könnte man sagen: Ein saurer Körper nimmt nicht ab.

Ihre Ernährung sollte deshalb nur zu einem Drittel aus säurebildenden Nahrungsmitteln – wie zum Beispiel Fleisch – bestehen. Die restlichen zwei Drittel sind dann idealerweise basisch wirkende Nahrungsmittel wie zum Beispiel Obst und Gemüse. Ob etwas sauer oder süß schmeckt, hat übrigens häufig nichts damit zu tun, ob die entsprechenden Lebensmittel säure- oder basenbildend sind. Essig oder Zitronen schmecken zwar sauer, wirken aber im Körper basisch. Dagegen wirken Zucker und Schokolade im Körper sauer, obwohl beides süß ist. Säurebildend sind übrigens auch Kaffee, schwarzer Tee, Alkohol und Zigaretten. Um auf die Manager-Diät zurückzukommen: Viele Steaks zu essen, um abzunehmen, ist keine gute Idee.
Auf Dauer kann so eine Ernährung sogar zu einer Stoffwechselkrankheit führen.

😐 29. „Zum Wein esse ich gern schwarze Oliven. Erdnüsse zum Beispiel haben mir zu viele Kalorien."

Im Prinzip keine schlechte Idee, denn geröstete Erdnüsse sind zwar an sich klein, aber in Sachen Kalorien und Fett echte Schwergewichte. 100 g davon enthalten fast 600 Kalorien und 48 g Fett. Damit schlägt der Fernseh-Snack vermutlich stärker zu Buche als das gesamte Abendessen. Wer am Abend locker ein bis zwei Packungen Erdnüsse wegknabbert, kriegt die Quittung später auf der Waage.

Und die schwarzen Oliven? Ehrlich gesagt, sind sie keine gute Alternative, denn auch sie haben es in sich: bis zu 36 g Fett und 250 Kalorien auf 100 g. Das klingt zwar immer noch besser als bei den Erdnüssen, aber als würzige Appetizer zum Aperitif wirken sie leider auch als Dickmacher. Grund des hohen Fettgehalts ist der Reifegrad der Oliven. Frisch vom Baum sind sie ungenießbar, ihren typischen, pikanten, leicht salzigen Geschmack entwickeln sie erst während der Reifung in Salzlake. Und dabei gilt: Je reifer, desto fetthaltiger.

Dickfleischige Oliven enthalten meist weniger Fett als kleine dünnfleischige

Auch die Farbe ändert sich mit dem Reifegrad. Die Oliven verfärben sich von grün über bräunlich bis hin zu violett und schwarz. Grüne Oliven haben einen kürzeren Reifegrad und daher auch weniger Fett. Sie kommen auf 13 g Fett, rund zwei Drittel weniger als bei den schwarzen. Wenn schon Oliven, dann die grünen.

😐 30. „Soße ohne Sahne schmeckt nicht"

Ups, wer sagt denn das? Probieren Sie doch mal saure statt süße Sahne oder nur einen kleinen Klacks Crème fraîche. Schlagsahne hat etwa dreimal so viel Kalorien wie saure Sahne. Selbst, wenn Sie die Schlagsahne einsparen und etwas Crème fraîche in die Soße rühren, haben Sie in der Kalorienbilanz immer noch ein ausgeglichenes Konto. Aber auch ganz ohne Sahne oder Crème fraîche kriegen Sie eine tolle Soße hin. Zum Beispiel mit Tomaten oder Steinpilzen, mit Gemüse, Thunfisch und frischen Gewürzen.

31. „Eine Tüte Chips kann doch keine Sünde sein."

Leider doch. Figurtechnisch gesehen sogar eine Todsünde. Schon 100 g Chips haben eine überaus schwergewichtige Bilanz: 549 Kalorien und 40 g Fett! Für eine ganze Tüte können Sie sich vermutlich ein Drei-Gänge-Menü gönnen. Und über Kartoffelchips und Vitamine, Mineralstoffe und Spurenelemente wollen wir lieber gar nicht reden. Denn die sind in Chips so gut wie nicht vorhanden.
Bleibt nur das Urteil: zu fett, zu salzig, zu kalorienreich.

Was knabbert man stattdessen vor dem Fernseher? Am besten gar nichts, weil man bei spannenden Filmen vor Aufregung meist mehr isst als man eigentlich will, aber ein paar Salzstangen schaden nicht, da sie kaum Fett enthalten.

 ## 32. „Abends nur einen Salat – das ist das beste Schlankmittel"

Tatsache ist, dass Rohkost und Salat am Abend vom Körper nicht mehr verdaut, sondern „gelagert" werden und dabei zu gären beginnen. Das führt bei vielen Frauen – und Männern – zu einem regelrechten Blähbauch, der nicht nur das Gefühl des Abnehmens zunichte macht, sondern auch ziemlich unangenehm und schmerzhaft sein kann. Außerdem entsteht bei dem Gärungsprozess Alkohol, der sogar morgens im Blut nachgewiesen werden kann. Besser fürs Wohlgefühl ist dagegen abends gedünstetes Gemüse oder kohlenhydrathaltige Kost wie zum Beispiel Nudeln mit einer leichten Tomaten- oder Gemüsesoße.
Siehe auch Irrtum 20.

Was knabbert man im Kino? Keine Eispralinen, sondern Popcorn

 ## 33. „Low Carb ist das Zaubermittel der Promis"

Low Carb bedeutet wenig Kohlenhydrate, und im Trend sind so genannte Low-Carb-Diäten auf jeden Fall. Die Atkins-Diät zum Beispiel lehnt Kohlenhydrate radikal ab, South-Beach- und Glyx-Diät sind da gemäßigter, aber auch sie orientieren sich an Art und Menge von Kohlenhydraten. Denn Kohlenhydrate stehen in Verdacht, schnell dick zu machen.

Ernährungswissenschaftlich gilt jedoch eine Ernährung mit nur wenig Kohlenhydraten als umstritten. Die Deutsche Gesellschaft für Ernährung (DGE), die im Juni 2004 dieses Thema in einem Workshop diskutiert hat, sieht keinen Anlass, weniger Kohlenhydrate zu essen. Nach den Empfehlungen der DGE sollten mindestens 50 Prozent der Ernährung aus möglichst komplexen Kohlenhydraten bestehen, also aus Vollkornnudeln, -reis, -getreide, -brot sowie Obst und Gemüse. Da komplexe Kohlenhydrate langsamer verdaut werden als einfache, steigt der Blutzuckerspiegel auch nicht rasant an. Auf „schlechte" Kohlenhydrate wie Weißbrot oder Gebäck sollten Sie allerdings möglichst verzichten. Und: Wer viel Pasta und Reis isst, sollte keine Couch-Potato sein, sondern regelmäßig Sport treiben.

34. „Das gute Essen verkommen lassen – das kann man doch nicht"

Toll, wenn vom leckeren Abendessen nichts mehr übrig bleibt, aber meistens gibt's doch irgendwelche Reste. Was tun? Morgen alles wieder aufwärmen oder lieber doch gleich alles wegschmeißen? Viele, die chronisch mit ihrem Gewicht kämpfen, wissen noch eine dritte Lösung: Sie essen die Reste am liebsten auf.

Begründung: Mir blutet das Herz, wenn ich das gute Essen wegwerfen soll. Oder es kommt der alt bekannte Spruch: Teller leer essen, sonst haben wir morgen schlechtes Wetter. Vielleicht schmecken ja auch die Reste besonders gut, und die Auflaufform auszukratzen ist der Gipfel an Genuss. Mag alles sein, aber für die Figur ist es Gift.

Das Auge isst zwar mit, aber meist ist es ein Vielfraß. Lieber kleine Portionen auf den Teller packen

Wenn Sie zu den Menschen gehören, die es nicht übers Herz bringen, Essen stehen zu lassen, müssen Sie sich angewöhnen, die Reste tatsächlich am nächsten Tag noch mal aufzuwärmen. Oder kleinere Portionen anzubieten. Gerade wer dazu neigt, eher zu viel zu essen, kocht auch meist zu viel.

Beispiel Nudeln: Pro Person reichen meist 100 g. Das sieht in rohem Zustand wenig aus, in gekochtem aber deutlich mehr. Auch bei Fleisch sind die Portionen meist zu groß. Die Qualität Ihres Essens hat nichts mit der Menge auf Ihrem Teller zu tun. Auch so ein weit verbreiteter Irrtum, dem gerade wir Deutschen gerne aufsitzen. Ein Restaurant gilt manchmal schon deshalb als gut, weil die Teller vor Soße, Kartoffeln und riesigen Fleischbergen überquellen. Auch wenn's Überwindung kostet: Ab sofort sind Sie nicht mehr für die Resteverwertung zuständig.

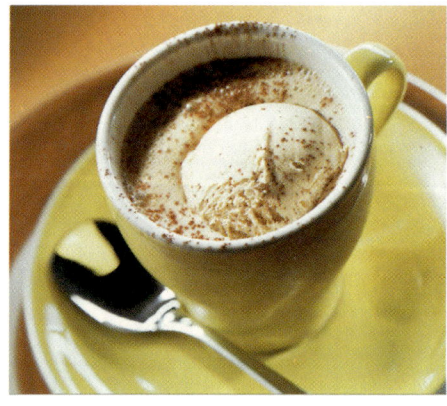

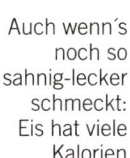
Auch wenn's noch so sahnig-lecker schmeckt: Eis hat viele Kalorien

35. „Zum Nachtisch ein Eis ist besser als ein anderes Dessert"

Na ja, so ein richtig schönes sahniges Schoko-Eis schmeckt zwar himmlisch, enthält aber viele böse Kalorien und auch einen erheblichen Anteil an Fett. Nehmen wir als Beispiel ein Cornetto oder ein Magnum. Das erste kommt auf 340 Kalorien und 18 g Fett, das Magnum auf 290 Kalorien und 20 g Fett. Dafür könnte man also schon eine volle Mahlzeit essen, vor allem aber einen leckeren Obstsalat.

Nun isst man Eis ja nicht, weil man Hunger, sondern weil man Lust drauf hat und steckt in der Zwickmühle, dass ein so schnell weggeschlabbertes Vergnügen ungewollte Figur-Folgen haben kann. Der Kompromiss heißt Wasser-Eis. Der Eis-Klassiker Capri hat zum Beispiel nur 53 Kalorien und überhaupt kein Fett. Das Gleiche gilt übrigens für alle Sorbets.

36. „Ich benutze kaum noch Öl"

Auf gesundes Speiseöl zu verzichten bringt keinen Schlankerfolg. Im Gegenteil: Pflanzenöle sind reich an ungesättigten Fettsäuren und damit besser für den Cholesterinspiegel als gesättigte Fettsäuren (zum Beispiel in Butter). Oliven- und Rapsöl bestehen aus einfach ungesättigten Fettsäuren, Maiskeimöl, Sonnenblumenöl, Soja- und Distelöl aus mehrfach ungesättigten Fettsäuren. In Ihrer neuen Schlank-Ernährung sollten Sie diese Öle bevorzugt verwenden. *Siehe auch Irrtum 17.*

 ## 37. „Nüsse machen dick"

Lange Zeit tatsächlich als schlimme Dickmacher verschrien, feiern die Nüsse inzwischen ernährungswissenschaftlich ihr Comeback. Denn ob Hasel- oder Walnüsse, Pistazien oder Mandeln, sie alle gelten heute als gesunde Kraftpakete. Zwar enthalten Nüsse und Mandeln viele Kalorien (100 g ca. 600 kcal), aber zugleich stecken sie auch voller urgesunder Nährstoffe, Vitamine und Mineralien. Der hohe Fettanteil der Nüsse, für den sie früher verteufelt wurden, ist heute eines der Hauptargumente zu Gunsten der Schalenfrüchte. Denn Nüsse liefern überwiegend ungesättigte Fettsäuren, die sich positiv auf die Blutfettwerte auswirken. Außerdem wurde in verschiedenen Studien festgestellt, dass Nüsse das Herzinfarktrisiko senken können und dem Cholesterinspiegel nutzen.

Manche Ernährungswissenschaftler empfehlen sogar, Nüsse und Mandeln als Teil einer vollwertigen Kost täglich zu essen. Das setzt allerdings voraus, dass man sich wirklich sehr bewusst ernährt. Gönnen Sie sich ein paar Nüsse allenfalls als kleinen Snack zwischendurch. In diesem Fall ersetzen die Nüsse dann eine andere kleine Mahlzeit.

 ## 38. „Mein Kühlschrank muss immer gut gefüllt sein"

Wichtig ist, dass Sie die richtigen Vorräte im Kühlschrank haben. Also keine fettige Billigwurst, sondern Joghurt, Quark, Kefir, Molke, mageren Aufschnitt wie gekochten Schinken. Für Dickmacher wie Pizza, Currywurst und Pommes gilt: Wir bleiben draußen.

Welche Nuss-Sorte ist die beste?
INFO

Hasel- oder Walnüsse? Pistazien oder Mandeln? Das ist völlig egal. Hier dürfen Sie danach gehen, was Ihnen am besten schmeckt. In diversen Untersuchungen wurde nachgewiesen, dass die einzelnen Sorten vergleichbare Ergebnisse bringen.

Oder lieber gleich hungern?
Märchen übers Traumgewicht

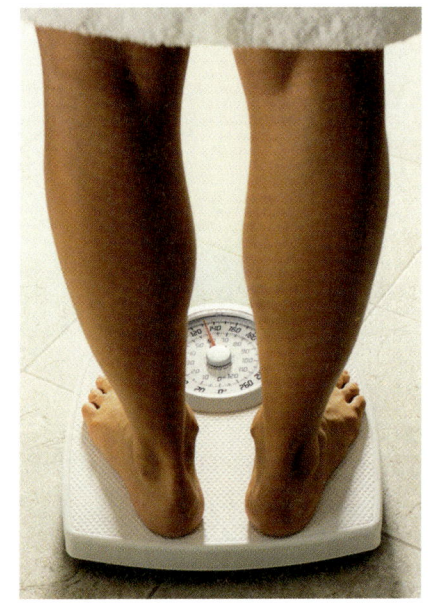

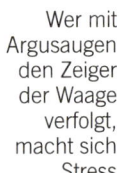 ### 39. „Ich mache immer mal wieder ein Fasten-Wochenende"

Wer mit Argusaugen den Zeiger der Waage verfolgt, macht sich Stress

Wenn Sie sich auch sonst sehr bewusst und gesund ernähren, ist ein Fasten-Wochenende in Ordnung, aber meist auch gar nicht notwendig. Essen Sie jedoch normalerweise eher zu viel, kommen Sie Ihrer Wunschfigur mit immer mal wieder spontanem Fasten auf Dauer nicht näher. Im Gegenteil. Sie laufen Gefahr, bedingt durch den Jojo-Effekt eher dicker zu werden.

Grundsätzlich ist Fasten auch keine Methode, um abzunehmen, sondern um den Körper zu entschlacken und zu entgiften. Dass Sie dabei auch überschüssige Pfunde verlieren, ist ein angenehmer Nebeneffekt, aber nicht das eigentlich Ziel des Fastens. Strenges Fasten, bei dem Sie eine Zeit lang gar keine feste Nahrung zu sich nehmen (zum Beispiel Heilfasten), sollten Sie am besten unter ärztlicher Aufsicht, auf jeden Fall aber erst nach einem gründlichen Gesundheitscheck angehen.

Beliebt und seit kurzem auch trendy: Fastenwanderungen. Gut für vieles, aber nicht zum Abnehmen

Unter genauer Anleitung und vielleicht sogar in einer Gemeinschaft (zum Beispiel in einer Kurklinik oder in einem Wellness-Hotel) kann Fasten eine sehr entspannende und auch meditative Erfahrung sein. Der Körper wird komplett von Schlacken gereinigt, und auch die Seele kommt zur Ruhe. Was vor allem Menschen, die unter Stress leiden, hilft. Ein Ernährungsprogramm kann Fasten logischerweise nicht sein. Das gilt auch für das ein oder andere Fasten-Wochenende. Besser: Sie lassen ab und zu zweimal in der Woche das Abendessen ausfallen und ernähren sich tagsüber vitamin- und ballaststoffreich.

40. „Eigentlich esse ich überhaupt nicht viel, ich verstehe nicht, warum ich nicht abnehme"

Sind Sie da wirklich sicher? Der einfachste Weg um festzustellen, wie viel sie tatsächlich tagsüber essen, ist, ein Ernährungstagebuch zu führen. Schreiben Sie eine Zeit lang akribisch auf, was und wie viel Sie essen. Ein einfaches Notizbuch genügt, legen Sie für jeden Tag eine Seite an und notieren Sie neben der Uhrzeit, wie Ihre einzelnen Mahlzeiten ausgesehen haben. Wichtig ist allerdings, dass Sie auch kleine Leckereien und alles, was Sie zwischendurch genascht haben, in dem Buch festhalten.

Meist werden Sie feststellen, dass sich da einiges aufsummiert. Möglicherweise entdecken Sie, dass Ihr Problem nicht die regelmäßigen Mahlzeiten sind, sondern eher der unkontrollierte Heißhunger dazwischen.

Um zu analysieren, was und wie viel Sie essen, reichen die Notizen von ein paar Tagen meist aus. Der große Vorteil beim Ernährungstagebuch: Sie sehen so Schritt für Schritt selbst, wo sich die Figurfallen verstecken und können sie dann relativ leicht entschärfen.

41. „Ab sofort gilt: Nie wieder über die Stränge schlagen"

Seien Sie gut zu sich selbst und tun Sie sich diesen Satz nicht an. Man soll bekanntlich nie „Nie wieder" sagen, denn sobald man diesen Vorsatz auch nur gedacht hat, ist das Scheitern schon programmiert. Wollen Sie jetzt Ihr Leben lang Möhren knabbern, keinen Nachtisch mehr essen und keinen Wein mehr trinken? Wie langweilig. Je mehr Sie sich kasteien, umso mehr wird der Wunsch nach genau dem Essen wachsen, das Sie sich gerade verboten haben.

Gehen Sie Ihre neue Ernährung gelassener an – und sie wird Ihnen auch viel eher gelingen. Obst und Gemüse statt fettigem Fast Food zu essen, sollte auch – bei aller Disziplin – einen gewissen Spaßfaktor haben. Mit strengen Verboten, die Sie sich selbst auferlegen, werden Sie das nicht hinkriegen. Also: Entspannen Sie sich, genießen Sie Ihre neue figurbewusste Ernährung – und Sie werden sehen, dass Heißhungerattacken erst gar nicht aufkommen. Und wenn Sie wirklich mal in Ihrem Lieblingsrestaurant zugeschlagen haben – jetzt bloß kein schlechtes Gewissen aufkommen lassen, denn daraus kann nur Frust entstehen.

Rigorose Vorsätze kennt man aus der Silvesternacht, im Alltag sind sie nichts als heiße Luft

Psycho-Tipp zum Durchhalten
INFO

Wenn´s mit der Motivation mal nicht so hinhaut: Hängen Sie sich ein Foto an den Kühlschrank. Aber nicht etwa eines, das Sie in jungen Jahren rank und schlank zeigt. Da verliert man nur den Mut. Nein, nehmen Sie eins, auf dem Sie sich besonders furchtbar und unförmig finden. Das spornt an.

42. „Ich habe einfach keine Zeit fürs Essen"

Wie schade, wenn man ein leckeres Essen mehr oder weniger gedankenlos in sich hineinschlingt, weil man angeblich keine Zeit zum Genießen hat. Ist der tägliche Zeitplan wirklich so eng, dass man nicht mal mehr fürs Essen Zeit findet? Oder will man sich die Zeit nicht nehmen, weil andere Dinge wichtiger sind?

Wer sein Wohlfühlgewicht erreichen und erfolgreich abnehmen will, sollte nicht nur darauf achten, was er isst, sondern auch wie. Also nicht mal eben schnell zwischendurch im Stehen was futtern oder vor dem Fernseher unkonzentriert an einer Pizza kauen, sondern die Mahlzeit bewusst genießen. Den Duft der Gewürze wahrnehmen, sich das Essen appetitlich auf dem Teller anrichten.

Auch beim Kauen sollten Sie sich Zeit nehmen. Wer sein Essen hastig hineinschlingt, schluckt meist auch viel Luft – und die bläht den Bauch auf. Je besser Sie die einzelnen Bissen kauen, umso besser wird das Essen für die Verdauung vorbereitet. Außerdem merken Sie bei Mahlzeiten im Turbogang nicht, wie viel Sie schon gegessen haben. Das Sättigungsgefühl kann sich nicht einstellen, weil Sie die Bissen nur halb gekaut runterschlucken. Konzentrieren Sie sich stattdessen aufs Essen, reichen auch kleinere Portionen, um dem Gehirn zu signalisieren: „Jetzt bin ich aber satt."

 ## 43. „Ab Montag mache ich Diät"

Noch so ein Satz, der meist nicht funktioniert. Ähnlich wie: „Nächste Woche wird alles anders." Oder: „Am Wochenende fange ich mit Sport an." Alles schön und gut, aber meist wird doch nichts draus. Deshalb: Nichts mehr nach vorne verlagern, sondern gleich umsetzen. Fangen Sie heute an. Machen Sie eine Einkaufsliste und essen Sie heute Abend zur Abwechslung gedünstetes Gemüse.

Kennen Sie die 72-Stunden-Regel? Alles, was man länger als 72 Stunden aufschiebt, packt man nicht mehr an

Warum Sie sofort zum Wunschgewicht durchstarten sollen? Weil Sie sonst immer wieder einen Grund finden werden, noch eine Woche zu warten. Und am Ende ist der Sommer da, der Urlaub gebucht und die Hosen kneifen immer noch: Wäre doch schade, oder?

 ## 44. „Ich schaffe es einfach nicht, den ganzen Tag zu hungern"

Das wäre auch grundfalsch. Quälen Sie sich nicht durch Hungerphasen, um schlank zu werden, denn das wird hundertprozentig nicht funktionieren. Selbst wenn Sie zum Beispiel mit einer stark kalorienreduzierten Kost zunächst ein paar Pfunde verlieren – diese Ernährung kann keine Zukunft haben. Und jede Diät, die Sie anfangen, um in kurzer Zeit viele Pfunde zu verlieren, ist zum Scheitern verurteilt. Essen Sie das Richtige, und Sie werden schlank ohne zu hungern. Eine ausgewogene Kost aus Gemüse und Obst, Vollkornprodukten, „guten" Kohlenhydraten, Eiweiß und dem richtigen Anteil an Fett ist die besten Art, Ihr Wunschgewicht über Jahrzehnte zu halten.

Na dann, Prost... Die Wahrheit über Wasser, Tee und Alkohol

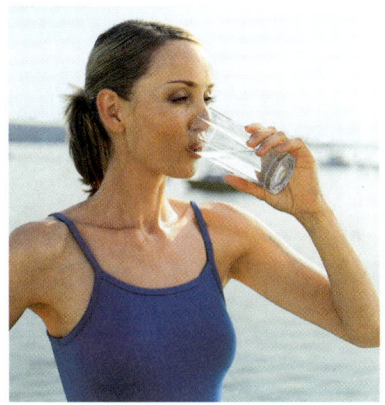

Viel trinken bringt den Schlank-Erfolg

45. „Jeden Tag eine Flasche Mineralwasser. Das muss doch reichen"

Stimmt nicht. Eine Flasche Wasser – oft ja noch nicht mal ein ganzer Liter – ist eindeutig zu wenig. Wir essen zwar meistens im Überfluss, aber wir geizen mit den Getränken. Jedenfalls mit den richtigen. Dazu gehören Mineralwasser, Kräutertee, frische Fruchtsäfte, Gemüsesäfte. Kaffee, schwarzen Tee und vor allem Alkohol lieber nur in Maßen trinken, denn alle drei entziehen dem Körper Flüssigkeit. Tatsache ist, dass die meisten von uns tagsüber zu wenig Wasser trinken. Bleibt die Frage, wie viel man denn nun trinken soll. Mindestens zwei Liter, sagen die einen, auf jeden Fall drei Liter, die anderen, und hier und da liest man sogar von über dreieinhalb Litern. Pauschal lässt sich diese Frage auch sehr schwer beantworten, denn bei großer Hitze, beim Sport, bei körperlicher Arbeit oder bei sehr trockener Luft verlangt der Körper automatisch nach mehr Flüssigkeit.

Da wir einen Großteil des Tages im Sitzen verbringen, beispielsweise am Schreibtisch oder am Computer, kommt das Trinken meist zu kurz, da wir es schlichtweg vergessen. Wenn sich der Durst meldet, ist es eigentlich schon zu spät, der Körper hätte längst mehr Wasser gebraucht.

Kopfschmerzen können ein Zeichen von Flüssigkeitsmangel sein und lassen sich prima mit Wasser bekämpfen

Ein grober Richtwert für die tägliche Trinkmenge sind zwei Liter. Wer viel Gemüse, Obst und Salat isst, wird außerdem mit mehr Flüssigkeit über die Lebensmittel versorgt als jemand, der sich mehr mit Fleisch, Wurst und Käse ernährt. Beim Abnehmen können Sie sich auch an folgende Formel halten: Multiplizieren Sie Ihr Gewicht mit der Zahl 30. Die Summe ist die Anzahl der Milliliter, die Sie täglich trinken sollten. Eine 70 kg schwere Frau müsste demnach täglich 2.100 Milliliter zu sich nehmen, das sind 2,1 Liter.

Wasser hat eine Menge Vorteile: Es entschlackt und entgiftet auf sanfte Art, es hilft gegen Falten und es bremst den Hunger, indem es den Magen füllt. Sie glauben, dass Sie zwei Liter Wasser nie und nimmer schaffen? Irrtum. Sie werden sehen, dass Sie sich sehr schnell ans Wassertrinken gewöhnen. Achten Sie lediglich darauf, dass an Ihrem Arbeitsplatz ständig eine Wasserflasche griffbereit ist, das Gleiche gilt selbstverständlich auch für zu Hause. Trinken Sie konsequent über den Tag verteilt alle ein bis zwei Stunden ein großes Glas Wasser oder abwechselnd eine große Tasse Kräutertee (keinen Früchtetee). Dass Sie während des Essens größere Mengen Wasser trinken, ist gar nicht so wichtig. Viel entscheidender sind die Stunden am Vor- und Nachmittag bzw. abends. Ob Sie Mineralwasser mit oder ohne Kohlensäure trinken, ist übrigens reine Geschmackssache.

46. „Wasser ist auf Dauer langweilig, dann lieber Limonade"

Bloß nicht. Limonade ist nun wirklich ein Dickmacher. Ein Glas Limonade hat rund 50 Kalorien, enthält aber auch 12 g Kohlenhydrate, die den Blutzuckerspiegel steigen lassen. Deshalb hat Limonade einen relativ hohen glykämischen Index und rutscht damit auf die Tabu-Liste. Wer tagsüber viel Limonade trinkt, hält seinen Blutzuckerspiegel konstant hoch, das Insulin leistet Schwerarbeit, um ihn wieder auszugleichen. Zucker, der nicht verarbeitet werden kann, wird als Fett gespeichert. Mit ein bis zwei Litern Limonade machen Sie Ihren Schlankerfolg garantiert wieder kaputt. Besser: Mineralwasser mit etwas Zitronensaft. Dann ist der Geschmack nicht ganz so fade, und der Flüssigkeitshaushalt wird auf gesunde Art ausgeglichen.

Eine Alternative zur Limonade ist Saftschorle. Wasser und Saft im Verhältnis 1:1 mixen

47. „Viel Milch und Buttermilch trinken ist mein Geheimrezept"

Gegen Milch und Buttermilch ist nichts zu sagen, beides sind gesunde Lebensmittel. Trinken Sie also ruhig tagsüber ein Glas Milch – am besten fettarme – oder einen Becher Buttermilch. Um die Flüssigkeitsreserven im Körper immer gefüllt zu halten, sind jedoch Mineralwasser oder Kräutertee besser geeignet. Denn Milch und Buttermilch gelten wie alle Lebensmittel aus tierischem Eiweiß als säurebildend und können deshalb die Säure-Basen-Balance aus dem Lot bringen.

48. „Ich trinke ganz viel Früchtetee"

Mit dem Früchtetee ist das so eine Sache. Einerseits wird ungesüßter Früchtetee in jedem Abnehmprogramm als Getränk empfohlen. Sie können demnach so viel davon trinken, wie Sie möchten. Andererseits steht er auch in Verdacht, den Körper zu übersäuern. Und das wiederum ist a) nicht sehr gesund und b) hindert beim Schlankwerden. Die beste Alternative ist Kräutertee. Hier ein Rezept für einen Tee, der basisch wirkt: Lassen Sie sich in der Apotheke oder im Kräuterladen zu gleichen Teilen Lindenblüten, Löwenzahn und Brennnessel mischen. 120 g kosten ca. sechs Euro, die Mischung hält aber sehr lange. Sie brauchen auf einen Liter Wasser nur einen Teelöffel Kräuter, nicht länger als zehn Minuten ziehen lassen. Dieser „Basentee" lässt sich tagsüber gut trinken, da er fast geschmacksneutral ist. Er sorgt aber dafür, dass das Säure-Basen-Gleichgewicht im Lot bleibt. Und hilft damit beim Abnehmen.

Kochen Sie sich morgens eine Thermoskanne voll „Basentee" und trinken Sie ihn über den Tag verteilt

49. „Ab und zu ein Gläschen Wein kann doch nicht schaden"

Zugegeben, hier und da ein Glas Rot- oder Weißwein, ein Sekt, Prosecco oder ein Glas Bier schadet Ihnen natürlich nicht. Sogar jeden Abend ein Glas Rotwein soll ja gesund sein. Aber: Alkohol hat nun mal relativ viele Kalorien, die sich auf Ihr Abendessen draufsummieren. Und – fast noch schlimmer – Alkohol macht Appetit. Jedes Gläschen verführt Sie dazu, ein bisschen mehr zu essen, als Sie eigentlich wollten.

Und wahrscheinlich bleibt's im Laufe des Abends auch nicht bei einem Glas Wein, sondern es werden mehr. Deshalb: Wenn Sie ernsthaft Ihre Ernährung umstellen wollen, ist es besser, den Alkoholkonsum so weit wie möglich einzuschränken und noch besser, ein paar Wochen ganz auf Wein und Bier zu verzichten. Guter Trick, wenn Sie nicht den ganzen Abend am Mineralwasser nippen wollen: ein Glas Tomatensaft mit ein paar Spritzern Tabasco ist ein leckerer Cocktail und hat außerdem noch Fatburner-Qualitäten.

 ## 50. „Fruchtsaft ist besser als Limonade"

Wenn Sie den Fruchtsaft aus frischem Obst selber pressen (Orangen-, Grapefruit- oder Apfelsaft), hat Ihr Saft keine Zuckerzusätze und ist deshalb ein gesundes Getränk, das Sie auch nicht dick macht. Denn frischer Fruchtsaft ist sogar ein ausgesprochen guter Fatburner (s. auch die Slim-Drink-Rezepte ab Seite 134). Gezuckerte Fruchtsäfte aus dem Supermarkt sind leider genau das Gegenteil. Hier lauern die versteckten Zucker-

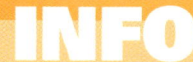

Der ideale Trinkplan
INFO

Drei Tipps, um sich an regelmäßiges Wassertrinken zu gewöhnen:

• Immer eine Flasche Wasser und ein Glas griffbereit haben. Häufig kommt das Trinken zu kurz, weil man gerade keine Zeit – oder keine Lust – hat, eine Flasche Wasser zu holen.

• Trinken Sie schon vor dem Frühstück ein großes Glas Wasser, damit der Flüssigkeitsverlust während der Nacht ausgeglichen wird.

• Trinken Sie zu jeder Mahlzeit möglichst ein großes Glas Wasser und zusätzlich eins am späteren Abend.

zusätze und schnellen Kohlenhydrate, die den Blutzucker in die Höhe schießen lassen. Wenn Sie viel gezuckerten Fruchtnektar trinken, können Sie beim Essen noch so aufpassen und Kalorien zählen – Sie werden nicht dünner. Im schlimmsten Fall werden Sie sogar immer dicker, weil durch den ständigen hohen Insulin-Wert im Blut immer mehr Fettzellen an Hüften, Bauch und Po abgelagert werden. Achten Sie also darauf, wie viel Zucker Sie in Ihrem Saft sozusagen unbewusst mittrinken. Verdünnen Sie den Saft im Verhältnis 1:3 mit Mineralwasser – so können Sie den Zuckergehalt reduzieren.

 ## 51. „Ich mixe mir Eiweißdrinks, das soll doch schlank machen"

Das Eiweißpulver lässt sich nicht nur mit Milch mixen, sondern auch mit Möhren- oder Ananassaft

Fitness-Papst Dr. Ulrich Strunz schwört drauf. Er empfiehlt in seiner Diät alle vier Stunden einen Eiweißsnack oder -drink. Eiweiß hilft dem Körper beim Abbau der Fettdepots, insofern kann ein Eiweißdrink durchaus als Schlankmacher gelten (das Pulver gibt's in der Apotheke, zum Beispiel von Slim-Fast oder Almased). In ein Glas fettarme Milch gerührt, kann ein Eiweißdrink eine komplette Mahlzeit ersetzen, denn er sättigt sehr stark. Ob man mehrmals am Tag Lust auf einen Eiweißdrink hat, ist allerdings Geschmackssache. Der Eiweißdrink ersetzt jedoch nicht ein gesundes und ausgewogenes Ernährungsprogramm, und auch auf Bewegung kann man nicht verzichten.

 ## 52. „Nachmittags soll man gegen das Leistungstief was Heißes, Süßes trinken"

Zwischen 14 und 16 Uhr erwischt es uns öfter mal – wir fühlen uns schlapp, müde, würden am liebsten einen Mittagsschlaf machen. Geht aber leider nicht, weil wir arbeiten müssen bzw. den Haushalt managen. Es gibt verschiedene Gründe für das Leistungstief

Bei Hunger – erst was trinken

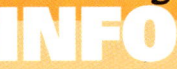

Dass wir tagsüber oft hungrig sind, liegt weniger an einem Nährstoff- als vielmehr an einem Flüssigkeitsmangel. Da wir meist zu wenig trinken, verlangt der Körper danach, et-was zu schlucken – um schleunigst an Flüssigkeit zu kommen. Ist der Wasserhaushalt durch regelmäßiges Trinken ausgeglichen, gibt's auch kein Hungergefühl.

und diverse Methoden, etwas dagegen zu tun. Heiße Schokolade oder zuckersüßer Kaffee müssen nicht unbedingt dazugehören. Auch folgende Maßnahmen bringen was. Das Gute daran ist, dass sie alle figurfreundlich sind:

- Viel trinken. Die plötzliche Schlappheit kann an einem niedrigen Blutdruck liegen. Dagegen hilft viel Mineralwasser und eventuell etwas mehr Salz im Essen.
- Mittags keine Nudeln und Kartoffeln. Kohlenhydrate regen die Produktion von Serotonin an, und diese Substanz beruhigt. Lieber Gemüse, Salat, Eiweiß essen.
- Momente der Entspannung genießen. Nehmen Sie sich fünf Minuten Zeit und schalten Sie ab. Schließen Sie die Augen, träumen Sie sich an einen Palmenstrand, lassen Sie den Stress von sich abfallen und spüren Sie, wie Ihre Akkus sich wieder füllen.

53. „Ich trinke doch ständig Vitaminsaft"

Beim Abnehmen lieber auf Fruchtsäfte und Multivitaminsäfte verzichten, da sie in der Regel zu viel Zucker enthalten. Besser: Vitamin- und Fruchtsäfte verdünnen oder auf Gemüsesaft umsteigen.

54. „Ein Schnäpschen nach dem Essen hilft beim Verdauen"

Wir kennen das: zu viel und vor allem zu fett gegessen – und darauf einen Klaren. Schon fühlen wir uns besser, denn – so glauben wir – das Essen wird jetzt schneller verdaut. Und das hilft sogar beim Abnehmen, weil ja nun alles schneller umgesetzt wird?

Kurze Antwort: alles Unsinn. Ein Kräuterlikör – aber auch nur der – regt zwar die Magen- und Gallensäfte an, ein Schlankmacher ist er deshalb nicht. Im Gegenteil. Alkohol hat selbst viele Kalorien (ein Obstler etwa 65) und macht nur noch mehr Appetit. Wesentlich besser für die Verdauung ist ein Espresso nach dem Essen. Er fördert tatsächlich die Fettverbrennung und schadet auch nicht der Leber. Außerdem enthält Espresso wegen seiner speziellen Art der Zubereitung weniger Koffein als ein Filterkaffee. Auch zum Magen ist er freundlicher als ein normaler Kaffee, da in ihm weniger Säuren stecken.

> **Espresso steigt nicht in den Kopf – ideal für alle, die nach dem Essen Auto fahren müssen**

55. „Cola light kann doch nicht schaden"

Cola light enthält statt Zucker Süßstoff und ist daher kalorienreduziert. Das würde ja eigentlich bedeuten, dass man von der Light-Version ohne Bedenken so viel trinken kann, wie man möchte – und trotzdem nicht zunimmt. Das Gemeine an der Sache: Man tappt ohne es zu merken in eine Figurfalle. Denn literweise Cola (oder Limo) mit Süßstoff zu trinken, kann zu Heißhungerattacken führen. Und man hat genau das Gegenteil von dem erreicht, was man sich vorgenommen hatte. Statt ab- nämlich zugenommen. Auch hier gilt: Lieber Mineralwasser oder Kräutertee trinken. Wenn's denn ein bisschen süß sein soll: verdünnte Apfelschorle.

56. „Alkohol beim Essen ist nicht so schlimm"

Wer sich auf diese Weise das Glas Wein oder Bier schönredet, tut sich keinen Gefallen. Zum Essen in Maßen Alkohol zu trinken, ist zwar nicht ungesund, aber Wein und Bier beim Abnehmen hat einen ähnlichen Effekt wie Autofahren mit angezogener Handbremse: Man kommt nicht sehr effektiv voran.

Der Körper verbrennt das Essen, das wir zum Wein genossen haben, deshalb nicht schneller. Im Gegenteil. Zunächst verarbeitet er den Alkohol im Blut, erst danach macht er sich an die Fette und Kohlenhydrate. Fett wird also langsamer verbrannt und unter Umständen an den Hüften nicht nur zwischen-, sondern auch endgelagert.

57. „Zum Aperitif ein Glas Sekt oder Prosecco macht nicht dick"

Es schadet zwar nicht, aber sowohl Sekt als auch Prosecco regen den Appetit an und machen Lust auf eine schöne, große Portion leckeres Abendessen. Das Gleiche gilt selbstverständlich auch für andere Aperitifs wie Campari oder Martini. Jegliche Form von Alkohol vor oder während des Essens gibt uns vielleicht ein beschwingtes Gefühl, lässt uns aber auch gut gelaunt mehr verdrücken als wir eigentlich wollten.

Wenn Sie keine Lust auf Mineralwasser haben: Probieren Sie ein Glas Orangen- oder Tomatensaft vor dem Essen.

58. „Rot- und Weißwein sollen sogar gesund sein"

Verschiedene Studien haben bestätigt, dass Rotwein, aber auch Weißwein, das Risiko eines Herzinfarkts oder eines Schlaganfalls senken kann. Und zwar um bis zu 30 Prozent.

Verantwortlich für die guten Nachrichten sind sowohl der Alkoholgehalt im Wein als auch die so genannten Polyphenole. Beide zusammen wirken sich auf Blut und Zellen positiv aus. Als gesundheitlich unbedenklich gelten ein bis zwei Gläser Wein für Frauen und zwei bis drei für Männer am Tag. Allerdings auch nur dann, wenn man sich ansonsten ausgewogen und gesund ernährt. Dennoch: Wer schlank werden will, sollte so wenig wie möglich Alkohol trinken. Trotz aller gesundheitsfördernden Eigenschaften ist Wein schließlich auch ein Dickmacher und Appetitanreger.

Auch wenn Alkohol in Maßen gesund sein soll, er ist und bleibt nun mal ein Nervengift

59. „Ich sage: Ab sofort Finger weg vom Alkohol"

Wer diese Entscheidung unbedingt treffen will – bitte sehr, schaden kann sie nicht. Aber die meisten von uns wollen nicht ihr Leben lang auf ein kühles Bierchen oder ein Glas Weiß- oder Rotwein verzichten. Warum auch? Alkohol in Maßen macht Sie weder dick noch krank. Hochprozentiges sollten Sie jedoch so wenig wie möglich – am besten gar nicht – trinken. Sich einschränken, ja. Abstinent werden, nicht unbedingt.

„Das, was ich esse, strampele ich doch gleich wieder ab" – Sportmythen

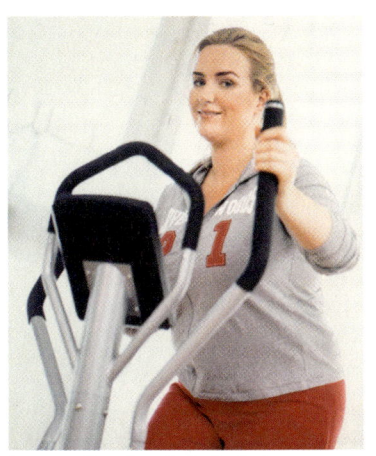

Sport sollte ab sofort ein fester Bestandteil Ihres Kalenders sein

60. „Ich mache Sport, ich müsste viel schlanker sein"

Diesen Seufzer habe ich auch schon zum Himmel geschickt: „Ich laufe doch ständig meine Runden, und trotzdem kneift die Jeans." Woran liegt`s?

Gute Nachricht vorweg: Sport ist auf jeden Fall schon mal richtig. Und eigentlich müsste regelmäßige Bewegung auch was für die Figur bringen. Wenn das aber nicht so ist, läuft irgendetwas falsch – und häufig ist das die Ernährung. Wenn Sie meist zu fett und zu kalorienreich essen, werden Sie auch mit zwei- oder dreimal Sport in der Woche nicht schlanker. Selbst

Ein bisschen Sport und trotzdem weiter zu viel oder das Falsche essen, bringt auch nichts

als regelmäßiger Jogger kriegen Sie dann die überflüssigen Pfunde nicht weg. Durch den Sport schaffen Sie es zwar, nicht noch weiter zuzulegen und Ihr Gewicht einigermaßen zu halten. Und das ist schließlich auch eine tolle Leistung. Wenn Sie aber die feste Absicht haben, schlanker zu werden, dann reicht Sport allein nicht aus.

Und noch etwas: Muskeln sind schwerer als Fett. Seien Sie also nicht enttäuscht, wenn Sie Ihre Schlankerfolge anfangs nicht auf der Waage messen können. Dafür belohnt Sie Ihr Körper mit deutlich strafferen Armen und Beinen, Bauch und Po.

61. „Ich will mehr sporteln, komme aber nicht dazu"

Das ist ein Satz, den Sie aus Ihrem Repertoire streichen müssen. Bewegung gehört ab sofort zu Ihrem Wochenprogramm und ist damit ein fester Termin wie zum Beispiel Friseur oder Kosmetikerin. Und genauso sollten Sie Ihren Bewegungs- und Sportplan auch in den Alltag einbauen.

Sie werden hundertprozentig die Zeit für mehr Bewegung finden – Sie müssen nur Ihren Tagesplan umstellen. Eine Stunde früher aufstehen und morgens laufen. Oder abends eine halbe Stunde weniger vorm Fernseher sitzen und dafür Rad fahren. Oder am Wochenende weniger faulenzen und ins Schwimmbad gehen. Wenn Sie sich einmal überwunden haben, werden Sie merken, wie viel Spaß Ihnen die Bewegung macht. Vor allem, wenn Sie sich täglich fitter, attraktiver und schlanker fühlen.

62. „Ich gehe einmal in der Woche in die Sauna, werde aber nicht dünner"

In der Sauna verlieren Sie hauptsächlich Wasser, und diesen Flüssigkeitsverlust müssen Sie nach dem Saunabesuch wieder ausgleichen. Das heißt: Nach dem Schwitzen müssen Sie trinken – Mineralwasser oder frische Fruchtsäfte, nach Geschmack mit Mineralwasser verdünnt. Falls Sie sich direkt nach der Sauna gewogen haben sollten, werden Sie feststellen, dass Sie spätestens am nächsten Tag Ihr altes Gewicht haben – der Wasserhaushalt ist wieder ausgeglichen.

Trotzdem lohnt es sich, während des Abnehmens (und auch danach) regelmäßig in die Sauna zu gehen. Der Stoffwechsel wird angekurbelt, Schlacken werden abtransportiert. Und einen psychologischen Effekt hat die Sauna auch: Wenn man schon splitternackt auf den Holzbänken sitzt, will man auch eine gute Figur haben.

 ## 63. „Nachmittags trainieren ist doch ein guter Fatburner"

Wenn sich der Alltag so planen lässt, dass man sich nach dem Bio-Rhythmus richten kann, ist Sport am Morgen ideal. Da das aber nicht jedermanns Sache ist und oft auch nicht mit Beruf oder Familie vereinbar, sollten Sie dann sporteln, wenn Sie Zeit haben bzw. sich das Sportprogramm problemlos in den Alltag einbauen lässt. Für die Figur ist Bewegung auf jeden Fall gut, egal zu welcher Uhrzeit.

 ## 64. „Ich halte mich konsequent an Puls 130"

Das wird zwar immer wieder empfohlen, muss aber nicht unbedingt auf jeden zutreffen. Manche Menschen brauchen beim Sport eine höhere Pulsfrequenz, um abnehmen zu können. Wer in seinem Leben viel Sport gemacht hat, kann sich da auch auf eigene Erfahrungswerte verlassen. Wer sich dagegen erst langsam an Sport und Bewegung herantastet, sollte beim Arzt seine Blutwerte untersuchen und eine so genannte Laktat-Messung machen lassen. Sie gibt Aufschluss darüber, bei welcher Pulsfrequenz der Körper optimal trainiert wird.

Fragen Sie Ihren Arzt oder einen ausgebildeten Sportmediziner nach der richtigen Pulsfrequenz

Es kann also durchaus sein, dass Sie Ihre morgendliche Walking-Runde drehen und trotzdem kein Gramm abnehmen – einfach weil eine allgemeine Empfehlung über einzuhaltende Pulsfrequenzen auf Sie nicht zutrifft. Nach Schätzungen von Sportmedizinern ist das übrigens bei 50 Prozent derjenigen, die der Figur zuliebe Sport treiben, der Fall. Immerhin bei jedem Zweiten.

 ## 65. „Mit Yoga nimmt man doch nicht ab"

Eigentlich doch, denn Yoga unterstützt das Abnehmen, vor allem, wenn man zu den Menschen gehört, die in Stresssituationen gern zulegen. Da Yoga eine gute Entspannungstechnik ist, wird der Stress nicht übers Essen, sondern über spezielle

Körper-Übungen und Meditation abgebaut. Kombiniert mit der richtigen Ernährung ist Yoga ein guter Schlankmacher.

 ## 66. „Man muss viel laufen, und zwar möglichst schnell"

Stopp! Das ist falsch. Langsames Laufen ist auf jeden Fall der bessere Fettkiller. Ist der Puls zu hoch und man selbst völlig aus der Puste, findet im Körper keine Fettverbrennung statt, sondern man verheizt seine Kohlenhydratreserven. Außerdem wächst die Gefahr, die Muskeln zu übersäuern. Beim langsamen Joggen, das ja auch für Einsteiger viel besser ist, beginnt der Körper vom Start weg mit der Fettverbrennung.

 ## 67. „Bewegung geht nicht, ich muss nun mal den ganzen Tag am Schreibtisch sitzen"

Wer bedingt durch den Job wenig Bewegung hat und tatsächlich den größten Teil des Tages am Schreibtisch oder vor dem Computer verbringt, braucht umso mehr ausgleichendes Training. Deshalb unbedingt regelmäßige Sporteinheiten in den Wochenplan einbauen.

Treppensteigen statt Lift bringt mehr Kondition und schöne Beine

Aber auch schon tagsüber kann man ein bisschen fürs körperliche Wohlgefühl tun. Zum Beispiel die Mittagspause nutzen und nicht ausschließlich in der Kantine herumsitzen, sondern konsequent einen Mittagsspaziergang einplanen. Oder – wenn's möglich ist – mit dem Fahrrad ins Büro fahren. Nicht immer den Lift benutzen, sondern auch mal die Treppe. So bauen Sie kleine Bewegungs-Übungen in den Joballtag ein.

 ## 68. „Jeden Tag Gymnastik hilft"

Gymnastik formt die Figur und sorgt für Gelenkigkeit, aber lässt nicht unbedingt die Pfunde purzeln. Ein bisschen hängt es auch davon ab, welche Übungen man macht und wie intensiv sie betrieben werden. Generell gilt: Ausdauersportarten wie Joggen, Schwimmen, Walken, Rad fahren eignen sich besser, um dem Fett zu Leibe zu rücken.

 ## 69. „Wenn schon Sport, dann aber volle Power"

Viel Sport hilft nicht viel – das gilt jedenfalls beim Abnehmen. Sie verlieren weder mehr noch einfacher Gewicht, wenn Sie sich völlig verausgaben. Viel größer ist dagegen die Wahrscheinlichkeit, dass Sie sich überfordern. In einer amerikanischen Studie wurden ein Jahr lang Frauen zwischen 21 und 45 Jahren verglichen. Alle wollten abnehmen. Die Frauen wurden in vier Gruppen aufgeteilt. Die erste solle sich intensiv und lange bewegen, die zweite mäßig und lange. Die dritte sollte intensiv, aber kurz Sport treiben, die vierte mäßig und kurz. Eine Stunde Sport galt dabei als lang, eine halbe Stunde als mäßig. Am Ende des Jahres hatten alle zufriedenstellend abgenommen.

Und noch mehr Irrtümer übers Schlankwerden

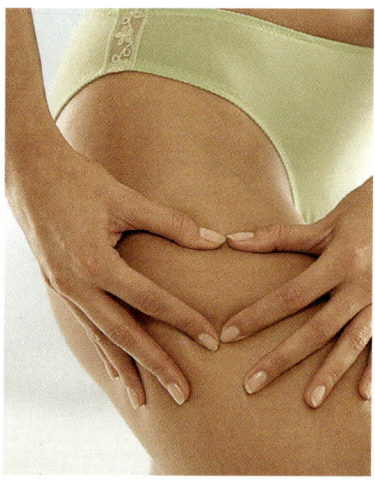

Cremen allein genügt nicht. Gesunde Ernährung beugt den lästigen Dellen vor

70. „Jeden Tag sorgsame Pflege mit einer guten Anti-Cellulite-Creme müsste doch was bringen"

Keine Frau wünscht sich Orangenhaut, trotzdem haben die meisten mit ihr zu kämpfen. Ungerechterweise gilt das nicht für Männer, die kaum unter Cellulite leiden. Grund dafür ist die Struktur des Bindegewebes, das bei uns Frauen nun mal dehnbarer ist als bei Männern. Aus gutem Grund, denn während der Schwangerschaft muss das Gewebe entsprechend elastisch sein. Während einem im Winter die Cellulite kaum Kopfzerbrechen macht, bricht regelmäßig bei den ersten warmen Sonnenstrahlen im Frühling Torschlusspanik aus. Die Cellulite muss weg – auf jeden Fall noch vor dem Sommer und hundertprozentig vor dem Urlaub. Kein Wunder, wenn einem da jedes Mittel recht ist. Zum Beispiel die neueste straffende Creme auf dem Markt.

Auch Massage hilft gegen Dellen an Oberschenkel und Po, zum Beispiel morgens unter der Dusche mit dem Luffa-Handschuh

Nichts gegen die Kosmetik-Industrie und ihre jedes Jahr wieder verbesserten Rezepturen für glatte Pfirsichhaut. Die Sache hat nur einen Haken: Eine Creme kann nicht allein gegen schlechte Ernährung und fehlende Bewegung anarbeiten. Da wäre sie schlicht überfordert. Selbst die beste Creme wirkt nur unterstützend.

Mit anderen Worten: Sie müssen mithelfen. Die besten Rezepte gegen Cellulite sind nun mal Sport (laufen oder Rad fahren), viel Wasser trinken sowie ausreichend Obst und Gemüse essen. Wenn Sie sich fettreich ernähren und nur auf der Couch sitzen, werden Po und Oberschenkel leider wabbelig. Kleiner Tipp: Gönnen Sie sich die neue luxuriöse Anti-Cellulite-Creme erst dann, wenn Sie ernsthaft mit Ihrem neuen Ernährungs- und Bewegungsprogramm angefangen haben. Dann lohnt sich´s nämlich wirklich.

71. „Ich verzichte auf Nachschlag, aber die Teller sollen schon voll sein"

Auch hier gilt: Weniger ist mehr. Fast jeder von uns neigt dazu, sich mehr auf den Teller zu laden, als der Körper braucht. Und damit tappen wir meist in eine psychologische Figurfalle, denn wir versuchen, unseren Teller leer zu essen. Selbst dann, wenn wir eigentlich gar keinen Hunger mehr haben. Auf Nachschlag zu verzichten, ist auf jeden Fall gut für die Figur. Zweiter Schritt: Lieber eine kleine Portion nehmen und sich fürs Essen Zeit lassen. Nach einer Weile tritt dann der Sättigungseffekt ein, der Appetit lässt nach, und man hat quasi so ganz nebenbei eine Menge Kalorien gespart.

72. „Wenig salzen hilft beim Schlankwerden"

Salz hat keinen wesentlichen Einfluss auf unseren Stoffwechsel, deshalb ist es eigentlich egal, ob Sie Ihr Essen etwas mehr oder etwas weniger salzen. Salzreiche Kost speichert Flüssigkeit, möglicherweise wiegen Sie dann etwas mehr. Salzarmes Essen dagegen lässt den Körper mehr Wasser ausscheiden – Sie verlieren Flüssigkeit und damit auch Gewicht. Einen dauerhaften Einfluss auf Ihre Figur hat dies allerdings nicht, denn die Fettdepots bleiben völlig unangetastet.

73. „Täglich auf die Waage stellen hilft beim Abnehmen"

Das kommt drauf an. Hat man tatsächlich abgenommen, dann zeigt die Waage ein Erfolgserlebnis an. Stagniert das Gewicht oder hat man sogar wieder zugelegt, löst der Schritt auf die Waage höchstens Frust oder – noch schlimmer – Resignation aus. Außerdem sind die Kilos, die die Waage anzeigt, nicht der alleinige Maßstab beim Schlankwerden. Wer Sport treibt, baut Muskeln auf, und die sind nun mal schwerer als Fett. Durchaus möglich, dass Ihre Taille schmaler geworden ist, die Waage aber genauso viel Gewicht meldet wie vorher.

Messen Sie lieber Ihren Taillen- und Hüftumfang – das zeigt Ihre Schlank-Erfolge besser an. Und überhaupt: Wer wie schnell abnimmt, ist eine höchst individuelle Geschichte. Es ist nicht ungewöhnlich, dass sich auch mal ein, zwei Tage gar nichts tut. Machen Sie sich also nicht zum Sklaven Ihrer Waage.

Kleine Übung für straffe Oberschenkel

INFO

Damit das Gewebe nicht schlapp macht, öfter mal Zeit für diese Übung nehmen: Gerade stehen, mit der linken Hand aufstützen (zum Beispiel auf der Küchenzeile). Die rechte Hand locker auf die Hüfte legen. Gleichmäßig atmen. Rechtes Bein seitlich auf und ab bewegen, die Hüfte dabei gerade halten. Nach 8-mal die Seite wechseln.

Salz-Peeling für schöne Haut

INFO

Gerade wenn man ein paar Pfunde verloren hat, wirkt die Haut an Bauch und Po oft schlaff und ohne Spannkraft. Dagegen hilft ein Peeling mit Meersalz: 3 EL Meersalz mit 1–2 EL Öl (zum Beispiel Jojoba- oder Sesamöl) verrühren. Verteilen Sie die Salzpaste auf Bauch und Po, und wickeln Sie sich in ein großes Badehandtuch. Mindestens 30 Minuten lang ausruhen, dann die Paste etwas einmassieren. Danach abduschen und beim Abtrocknen nur leicht abtupfen, damit so viel Öl wie möglich in die Hand einziehen kann.

 ## 74. „Tägliche Wechselduschen sollen schlank machen"

Sich abwechselnd unter einen warmen und kalten Wasserstrahl zu stellen, verbrennt zwar kein Fett und macht Sie daher auch nicht schlanker.

Trotzdem wirken sich Wechselduschen positiv aus. Der Kältekick trainiert das Immunsystem, und das abwechselnd warme und kalte Wasser fördert die Durchblutung der Haut. Außerdem werden Busen, Po und Oberschenkel mit dem Wasserstrahl massiert. Ergebnis: eine jugendlich straffe Haut. Wechselduschen machen also nicht direkt schlank, helfen aber indirekt beim Abnehmen.

Und so geht's: Erst warm duschen, dann mit dem kühlen (nicht eiskalten) Wasserstrahl an der rechten Außenseite des Beins herabfahren und an der Innenseite wieder hinauf. Das Ganze wiederholen Sie am linken Bein. Dann am rechten Arm den Wasserstrahl außen von der Schulter zum Handrücken führen und an der Innenseite zur Achsel wieder hinauf.

Ebenso am linken Arm. Zum Schluss Bauch, Busen, Gesicht, Rücken und Fußsohlen mit kreisenden Bewegungen abduschen. Nach dem Duschen übrigens in derselben Reihenfolge abtrocknen.

75. „Fatburner lassen Fett verschwinden"

Ach, wenn es doch so einfach wäre. Erwiesen ist: Fatburner (s. auch Tabelle auf Seite 56/57) helfen beim Abnehmen, indem sie den Stoffwechsel und die Fettverbrennung ankurbeln. Das heißt aber nicht, dass man einfach weiter essen und weiter faulenzen kann wie bisher – und trotzdem dank der Fatburner wie durch ein Wunder schlank wird. Fatburner – auch die mittels Pille, Pulver oder Riegel zugeführt werden – wollen nichts anderes als den Körper überlisten und ihn künstlich dazu bringen, mehr Energie zu verbrauchen als er aufgenommen hat. In der Theorie klingt das toll, in der Praxis hat sich leider erwiesen, dass auch der beste Fatburner ohne ausgewogene Ernährung und ausreichend Bewegung leider nicht funktioniert.

76. „Durch bestimmte Hormone soll man ja schlank werden"

Diese Theorie stützt sich auf die Hoffnung, durch die Anregung körpereigener Hormone Fett schneller zu verbrennen und dadurch sichtbar schlanker zu werden. Entweder durch künstliche Fatburner-Produkte oder durch eine spezielle Ernährung sollen die Hormone freigesetzt werden.

Nehmen wir zum Beispiel die so genannte Markert-Diät. Sie wurde von dem Frankfurter Arzt Dr. Markert erfunden und ist eine Art speziellen Fastens, bei dem das Schilddrüsenhormon T3 aktiviert wird. Dieses Hormon soll den Stoffwechsel ankurbeln und die Fettverbrennung beschleunigen.

Während der Diät nimmt man zwei Wochen lang lediglich drei Liter Gemüsebrühe am Tag plus ein Eiweißpulver zu sich. Dazu kommt ein intensives Sportprogramm, wodurch der Körper angeregt werden soll, das Hormon T3 zu bilden. Dass man während dieser Diät zunächst abnimmt, ist klar. Das Schilddrüsenhormon soll aber den gefürchteten Jojo-Effekt verhindern und für einen dauerhaften Schlank-Erfolg sorgen.

Nur mit so genannten Schlankhormonen nehmen Sie nicht ab – setzen Sie lieber auf Bewegung

Ernährungswissenschaftler und auch Ärzte zweifeln den Effekt auf die Schilddrüse allerdings an und halten es ohnehin für fragwürdig, absichtlich eine Schilddrüsenüberfunktion herbeizuführen. Zu viel Schilddrüsenhormon führt zu Nervosität, Herzklopfen, Hitzewellen und Schweißausbrüchen. In diesem Zustand wird in der Tat mehr Energie verbrannt als sonst, aber mit Wohlfühlgewicht hat das sicher nichts mehr zu tun. Zudem konnte wissenschaftlich nicht nachgewiesen werden, dass eine bestimmte Ernährung das Schilddrüsenhormon T3 wirklich aktiviert.

Das zweite Schlankhormon, von dem oft die Rede ist, ist Glukagon, der Gegenspieler des Insulins. Während Insulin dafür zuständig ist, den Blutzuckerspiegel zu senken und deshalb Zucker aus dem Blut in die Körperzellen schleust, wo sie teils verbrannt, teils als Fettdepot gelagert werden, löst Glukagon Fett aus den Zellen und sorgt dafür, dass der gespeicherte Zucker verbrannt wird. Viel Glukagon im Körper würde deshalb automatisch Fett verbrennen und wie ein Schlankmacher wirken.

Um Glukagon zu aktivieren, müssen Sie allerdings keine kostspieligen Pillen und Pülverchen kaufen. Es aktiviert sich selbst bei körperlicher Bewegung. Halten Sie beim Training den Puls auf einem leicht erhöhten Niveau – und Ihre Fettdepots fangen an zu schmelzen.

Ein erhol-samer Schlaf macht zwar nicht direkt schlank, hilft aber beim Abnehmen

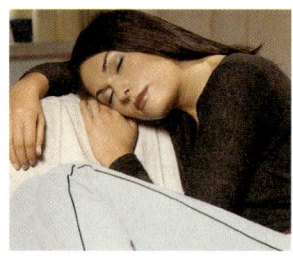

 ## 77. „Man soll ja sogar im Schlaf abnehmen können"

Das Wundermittel, das uns im Schlaf schlank machen soll, ist das körpereigene Wachstumshormon (STH). Tatsache ist, dass mit zunehmendem Alter auch weniger Wachstumshormone ausgeschüttet werden. Eigentlich logisch, denn unser Wachstum ist ja ab einem gewissen Alter abgeschlossen. Tatsache ist auch, dass Kinder mit einem Wachstumshormonmangel häufig übergewichtig sind. Aber ist es möglich, durch eine bestimmte Ernährung Wachstumshormone zu aktivieren? Häufiger Rat: Da das Wachstumshormon Eiweiß braucht, abends einen Becher Joghurt mit etwas Zitronensaft löffeln, dadurch soll nachts die Produktion von Wachstumshormonen angeregt und im Schlaf die Fettreserven verbrannt werden.

Die Deutsche Gesellschaft für Ernährung hält dagegen, dass eine derartige Körperreaktion nicht bewiesen sei und ohnehin die Deutschen schon zu viel Eiweiß essen. Jedenfalls statistisch gesehen. Ob nun die Ernährungswissenschaft den Beweis findet oder nicht, eines ist hundertprozentig sicher: Wer zu viel und zu fettig isst, wird nicht mit einem Becher Joghurt über Nacht schlank.

 ## 78. „Man soll ja abnehmen, wenn man sich an seiner Blutgruppe orientiert"

Nach dem Erfinder der sogenannten Blutgruppendiät, Peter D`Adamo, soll man nicht nur abnehmen, sondern auch vor Krankheiten (zum Beispiel Magengeschwüre) geschützt sein. Vereinfacht gesagt funktioniert das Prinzip so: Die Blutgruppe bestimmt die körpereigene Chemie, die durch Proteine im Essen gestört werden kann. Meidet beispielsweise jemand mit der Blutgruppe A Milchprodukte, soll das seiner Gesundheit nutzen. Die Deutsche Gesellschaft für Ernährung hält das jedoch für wissenschaftlich nicht haltbar.

Schlafen hilft beim Abnehmen
INFO

Ein erholsamer Schlaf und die richtige Entspannung – das sind neben Ernährung und Bewegung die anderen Säulen des Wohlfühlgewichts. Wer übermü-det ist, versucht oft, dagegen anzuessen, um das Leistungstief zu überwinden. Gönnen Sie sich ausreichend Schlaf – Sie sparen Kalorien.

79. „Leckeres Obst kriegt man ja nur im Sommer"

Stimmt, Obst ist saisonabhängig. Aber warum nicht einfach einfrieren? Das Obst verliert auch tiefgefroren nicht seine wertvollen Inhaltsstoffe.

 ## 80. „Mit Trennkost kann man so viel essen wie man möchte"

Trennkost hat einen riesengroßen Vorteil: Man kann sich tatsächlich satt essen, denn es gibt keine „verbotenen" Lebensmittel. Es kommt einzig und allein darauf an, wie man sie kombiniert. Die Idee stammt von dem Amerikaner Dr. Howard Hay, der Lebensmittel in drei Gruppen einteilte: eiweißhaltige Nahrungsmittel, kohlenhydrathaltige und neutrale Lebensmittel. Sein Credo: Eiweiß und Kohlenhydrate dürfen nicht zusammen, sondern nur strikt getrennt gegessen werden. Die neutralen Lebensmittel können dagegen mit beiden gemixt werden.

Gerade für Trennkost gibt es viele leckere Rezepte, und das Kombi-System lässt sich schnell lernen

Dr. Hay war der Auffassung, dass Eiweiß zusammen mit Kohlenhydraten (also zum Beispiel Spaghetti mit Fleischsoße) bei der Verdauung Schlacken und Abfallprodukte im Körper bilden, die unter anderem schuld am Übergewicht sind. Trennt man dagegen die Lebensmittel-Gruppen, läuft der Stoffwechsel auf Hochtouren, Fette werden zügig verbrannt, man verliert Gewicht und bleibt dauerhaft schlank. Um bei unserem Spaghetti-Beispiel zu bleiben: Nudeln mit Fleisch sind tabu, aber Nudeln mit Gemüse gelten bei der Trennkost als Schlankmacher.

Wer sich streng an die Regeln hält, nimmt auf Dauer ab. Denn Trennkost-Rezepte bestehen zu einem großen Teil aus Gemüse, Obst, Salat. Ernährungsexperten halten jedoch die Empfehlungen für Getreide, Fisch, Fleisch und Milchprodukte für zu gering, um eine gesunde, ausgewogene Ernährung auf Dauer zu gewährleisten. Wer sich also grundsätzlich nach der Trennkost richten will, sollte mehr Vollkornprodukte essen sowie auf mehr Milch, Joghurt und Quark achten. Aber unkontrolliert große Mengen darf man auch bei der Trennkost nicht essen – sonst nimmt man automatisch zu.

 ## 81. „Negativ-Kalorien lassen einen ganz fix abnehmen"

Auch dieser Begriff kommt aus dem Programm der Fatburner-Diäten. Hintergrund: Manche Lebensmittel verbrauchen bei der Verdauung mehr Kalorien als sie liefern. Und die holt sich der Körper dann aus seinen Fettdepots.

Wenn die Theorie funktioniert, dann müsste man lediglich Lebensmittel mit solchen „Negativ-Kalorien" essen – und würde automatisch schlank. Zu diesen Nahrungsmitteln gehören fast alle Obst- und Gemüsesorten. Und davon soll man ja ohnehin möglichst viel essen. Der Nachteil an der Sache ist, dass man sich nicht ausschließlich von Obst und Gemüse ernähren kann, sondern auch noch viele andere Nahrungsmittel zum Leben braucht. Zweitens: Negativ-Kalorien sind nichts Magisches, denn auch hier gehört Bewegung mit zum Programm. Nur so werden die Fettreserven effektiv abgebaut.

82. „Man hört so viel vom glykämischen Index. Damit soll man schlank werden"

Der glykämische Index liegt im Trend. Das Gute: er ist leicht verständlich

In der Tat ist der glykämische Index (GI) zur Zeit geradezu ein Trendwort. Eine Diät, die sich an ihm orientiert, beruht auf einem relativ einfachen Prinzip: Man isst Lebensmittel mit niedrigem GI und damit wenig Kohlenhydrate. Denn der glykämische Index beschreibt die Auswirkungen von Kohlenhydraten auf den Blutzuckerspiegel. Je nachdem wie stark der Blutzuckerspiegel ansteigt, bemisst sich der GI. Diabetikern ist der GI nicht unbekannt, da er in ihrer Ernährung eine wichtige Rolle spielt. Eine Diät mit Hilfe des GI gilt als ausgewogen und abwechslungsreich, ob man aber auf Dauer mit ihr das Wunschgewicht hält, ist noch nicht eindeutig belegt.
Siehe auch: 16. „Kartoffeln esse ich nicht, die machen doch dick"

 ## 83. „Am einfachsten sind Schlankmittel aus der Apotheke"

Zwei dieser so genannten Lifestyle-Medikamente – Xenical und Reductil – sind verschreibungspflichtig und sollten überhaupt nur unter ärztlicher Aufsicht eingenommen werden. In der Regel eignen sich diese Medikamente auch nur für stark übergewichtige Menschen. Die Anti-Fett-Pille Xenical verhindert, dass ein Teil des Fetts aus der Nahrung im Darm verdaut wird. Es wird also nicht als Fettpölsterchen eingelagert, sondern verlässt den Körper ungenutzt. Übergewichtige Patienten haben mit Xenical abgenommen, das Medikament hat aber Nebenwirkungen. Reductil sorgt für ein Sättigungsgefühl, selbst wenn man nur wenig isst. Man verliert zwar auf diese Weise Gewicht, aber auch hier gibt's Nebenwirkungen.

Auf dem Markt sind zudem diverse Quellmittel, die man mit viel Wasser vor den Mahlzeiten einnimmt. Die Quellmittel nehmen das Wasser auf und füllen den Magen, man hat weniger Hunger. Alle diese Schlankmittel haben jedoch einen großen Nachteil: Sie sorgen nicht für ein verändertes Essverhalten, und wenn man die Mittel absetzt, hat man die Kilos bald wieder drauf.

 ## 84. „Schüßler-Salze sollen beim Abnehmen helfen"

Unterstützt das Abnehmen: ein Mineralstoffbad aus der Apotheke. Schlacken werden abtransportiert

Ihren Namen haben die Mineralstoffe von dem Oldenburger Arzt Dr. Wilhelm Heinrich Schüßler (1821–1898), der der festen Überzeugung war, dass jede Krankheit zu einem Mineralstoffmangel in den Zellen führt. Er fasste deshalb 12 Mineralstoffe zusammen (die 12 Schüßler-Salze), die in den unterschiedlichen Organen unseres Körpers benötigt werden, um die natürlichen Funktionen wieder besser zu steuern. Schüßler-Salze gibt's rezeptfrei in der Apotheke, sie haben keine Nebenwirkungen und sind sehr leicht anzuwenden. Drei der Salze, Nr. 5, 9, und 10, sollen auch beim Abnehmen helfen. Vor allem 9 und 10 (Natrium phosphoricum und Natrium sulfuricum) helfen dem Körper den Stoffwechsel anzukurbeln, zu entschlacken, zu entwässern und das Säure-Basen-Gleichgewicht auszubalancieren. Allerdings: Ohne die richtige Ernährung ebnen auch die Schüßler-Salze nicht den Weg zum Wunschgewicht. Aber mit einer ausgewogenen Mischkost sind die Schüßler-Salze auf jeden Fall eine gute Unterstützung beim Abnehmen.

85. „Viele nehmen nicht ab, weil sie nicht konsequent genug sind"

Gut, es gibt schlanke, durchtrainierte Menschen, die sind ein Muster an Disziplin und Konsequenz. Aber müssen wir sie uns deshalb alle zum Vorbild nehmen? Ich meine: Wir leben nicht in einer preußischen Kadettenanstalt und wollen uns nicht jeden Tag mit strengen Regeln kasteien.

Essen muss seinen Lustfaktor behalten. Streichen wir das Wort Konsequenz und ersetzen es durch Motivation. Und dann hört sich die Sache schon ganz anders an. Nämlich wesentlich relaxter.

Eigentlich ist auch nur der erste Schritt besonders schwer. Den inneren Schweinehund zu überwinden und mit neuer Ernährung und mehr Bewegung anzufangen, bedeutet für viele eine Riesenhürde. Und über die müssen sie erstmal springen. Hat man das geschafft – den Kühlschrank mit gesunden Sachen gefüllt und die ersten 30 Minuten Walken vor dem Frühstück hinter sich – ist der Rest eigentlich gar nicht mehr so schlimm. Denn jetzt kommen als zusätzlicher Ansporn die täglichen kleinen Erfolge. Die Taille wird schmaler, die Waage zeigt ein Kilo weniger an, die Hose ist plötzlich nicht mehr so eng, die Puste beim Sport wird immer mehr. Die beste Gelegenheit für ein paar Psycho-Tipps on top:

- Registrieren Sie jeden noch so kleinen Schritt als großen Erfolg. Auch wenn es sich nur um ein paar Gramm handelt.
- Lassen Sie sich von Rückschritten nicht entmutigen. Auch wenn das Gewicht mal stagniert oder Sie beim Sport müde Beine haben – macht nichts. In den nächsten Tagen läuft's wieder besser.
- Belohnen Sie sich. Mit einem Kosmetikartikel, mit einem Besuch beim Friseur, mit einem Blumenstrauß: Das motiviert zusätzlich.
- Keine Scheu vor Komplimenten. „Du siehst gut aus, hast du abgenommen?" Auf diese Frage dürfen Sie mit Recht „ja" sagen. Und spielen Sie Ihre Leistung nicht herunter, freuen Sie sich über jede Art von Bewunderung.
- Machen Sie sich keine Vorwürfe. Wenn Sie mal über die Stränge geschlagen haben, weil der Abend mit Freunden so nett war, ist das kein Grund für ein schlechtes Gewissen. Verbuchen Sie es im Kapitel Lebensfreude, aber machen Sie am nächsten Tag konsequent mit gesunder Ernährung und Sport weiter.
- Seien Sie stolz auf sich und lassen Sie ruhig eine Portion Eitelkeit zu. Freuen Sie sich über Ihr neues Gewicht, und gönnen Sie sich ausgiebige Blicke in den Spiegel. Sie werden sehen, wie gut das tut.

86. „Mit 40 nimmt man genauso schnell ab wie mit 30"

Wie herrlich, wenn es denn so wäre. Leider ist genau das Gegenteil der Fall, und die vielen kollektiven Stoßseufzer von Frauen ab 40 sind dafür das beste Indiz.

Mit 20 half karges Essen am Wochenende, und zwei Kilos waren weg, mit 30 dauerte es schon etwas länger, aber ein paar Mal ins Fitness-Studio, und die Konfektionsgröße hat wieder gestimmt. Und mit 40 und drüber? Aus irgendeiner fiesen Laune der Natur hat man ab 40 die Kilos sozusagen abonniert. Kaum ist ein Pfund geschmolzen, hat sich schon wieder das nächste am Unterbauch festgesetzt. Dass man nicht sein ganzes Leben lang rank und schlank bleibt, ist eine bittere Erfahrung, die 90 Prozent der Frauen miteinander teilen. Nur etwa 10 Prozent können ihr Gewicht über Jahrzehnte konstant halten. Der Rest kämpft mit den Pfunden.

Viele Diäten zwischen 20 und 40 sind überhaupt nicht gut für die Figur

Ärzte schätzen, dass die meisten Frauen in den Jahren zwischen 20 und 60 etwa 12 bis 15 Kilo mehr Gewicht bunkern. Einer der Gründe ist sicherlich, dass wir mit zunehmendem Alter nicht mehr so aktiv sind und außerdem oft mehr essen als der Körper braucht. Aber nicht immer sind wir selber schuld, wenn die Waage mehr Gewicht anzeigt. Schwangerschaften gehen meist nicht spurlos an der Figur vorbei. Jedes Kind, so der Volksmund, bringt ein paar Kilo mehr auf die Rippen. Mehr als 12 Kilo sollte eine normalgewichtige Frau in der Schwangerschaft allerdings nicht zunehmen. Ist sie vorher schon recht mollig, nicht mehr als 10 Kilo.

Später in den Wechseljahren legen viele Frauen zu und tun sich dann sehr schwer, die Fettpölsterchen wieder abzuspecken. Auch da sind die hormonellen Veränderungen im Körper nicht ganz unschuldig. Außerdem fährt die Seele Achterbahn, und man hat eher Heißhunger auf Schokolade und andere Süßigkeiten.

Und einen alten Bekannten sollten wir hier auch nicht vergessen: den Jojo-Effekt. Viele Diäten, Hunger- und Fastenkuren im Lauf der Jahrzehnte haben die Kilo-Bilanz nicht nach unten, sondern nach oben getrieben. Und mit Mitte 40 stehen wir verzweifelt vor dem Spiegel und fragen uns, warum wir, verdammt noch mal, nicht abnehmen.

Oberstes Gebot gerade für Frauen über 40: Schluss mit allen Hungerkuren. Ab 40 richten Diäten noch mehr Schaden an, als sie ohnehin schon tun – und machen uns noch dicker. Je älter wir werden, umso stärker sinkt der Grundumsatz. Der Körper braucht nicht mehr so viel Energie. Radikaldiäten sind übrigens auch schlecht für die Haut – sie machen Falten und damit alt.

Wer es schafft, ab 40 sein Gewicht zu halten, beugt auch vielen Krankheiten vor

Gerade für Frauen in der Lebensmitte heißt das Schlüsselwort Bewegung. Und damit ist sportliches Training gemeint und nicht das oft stressige Familienmanagement mit Haushalt, Teilzeitjob, Familie, Garten, Haustier und so weiter. „Ich renne doch den ganzen Tag treppauf, treppab, habe ständig was um die Ohren. Das muss doch reichen, um die Kalorien abzustrampeln."

Auch wenn unser subjektiver Eindruck uns vorgaukelt, dass wir ständig in Bewegung sind, objektiv reicht das leider nicht aus. Was man zum Abnehmen braucht ist eine Ausdauersportart, am besten im Freien. Diese 30 bis 45 Minuten, die Sie sich als Training gönnen, tun übrigens auch der Seele gut.

Grüner Tee als Schlankbad

INFO

Grünen Tee soll man ja eigentlich trinken, aber auch von außen wirkt er wie ein toller Figurformer. Aus 4 EL grünem Tee und 1/4 l Wasser einen starken Sud aufbrühen, mit 2 Tassen Meersalz mischen und dann ins Badewasser geben. Regt die Entschlackung und Durchblutung an.

 ## 87. „Soja ist gesund, macht aber nicht schlank"

Denkste. Lebensmittel aus Soja zählen tatsächlich zu den gesunden Schlankmachern, ähnlich wie Seefisch. Außerdem sind die meisten Asiaten schlank und zierlich, haben ein gesünderes Herz und erkranken weniger oft an Krebs als Europäer und Amerikaner. Grund: Sie essen wesentlich mehr Soja-Produkte als wir. In Soja steckt mehr Eiweiß als in Käse, Fisch oder Fleisch, es enthält alle essenziellen Aminosäuren und hat einen sensationellen Ruf als Fatburner.

Es spricht also nichts dagegen, Sojaprodukte, die es inzwischen auch in ländlichen Gebieten in jedem Supermarkt gibt, so oft wie möglich in die Ernährung einzubauen. Und für alle, die nicht mehr so viel Fleisch essen wollen, ist Soja – als Würstchen oder gebratener Tofu – ein toller Ersatz.

 ## 88. „Abnehmen macht schlechte Laune – in der ganzen Familie"

Gereizt, genervt, gefrustet – das sind die häufigsten Gefühle bei einer strengen Diät, vor allem wenn sie auch noch fettarm ist. Nicht nur, dass man wenig essen darf und deshalb der Magen knurrt, es scheint so, dass auch extrem wenig Fett für miese Stimmung sorgt.

Wer beim Abnehmen schlechte Laune hat, macht garantiert die falsche Diät

Möglicherweise hängt der Serotoninspiegel im Gehirn mit dem Cholesterin im Blut zusammen. Je weniger Cholesterin, umso depressiver die Seelenlage. Britische Forscher haben das überprüft und eine Reihe von Testpersonen über vier Wochen lang unterschiedlich „gefüttert". Die einen bekamen eine deutlich fettreichere Kost als die anderen. Ergebnis: Wer mehr Fett gegessen hatte, war ausgeglichener. Bei den anderen stiegen Wut und Aggressivität.

Eine stark eiweißhaltige Diät kann ebenfalls die Stimmung vergiften. Auch hier bildet der Körper weniger Serotonin, offenbar als Reaktion auf den Mangel an Kohlenhydraten. Sich durch solche Diäten zu quälen, macht nun wirklich keinen Spaß, lässt die Laune auf den Nullpunkt sinken und frustet auch noch die restliche Familie. Meist geht ein kollektiver Stoßseufzer durchs Haus, wenn Mama oder Papa endlich wieder normal essen. Der Haussegen hängt nicht mehr schief, die Diät-Rezepte bleiben in der Schublade und die Kilos auf den Hüften.

Das Alternativrezept: Sich lustvoll an leckeren Sachen richtig satt essen, die eben nicht dick machen. Probieren Sie´s aus, und Sie werden mit Ihrer guten Laune die anderen anstecken.

89. „Wenn man auf Zucker verzichten will, isst man eben einfach keinen"

Na ja, ganz so einfach ist es nicht. Viele Lebensmittel enthalten Zucker, bei einigen – zum Beispiel bei süßem Gebäck, bei Süßspeisen, Fertigdesserts oder Eis – ist das auch ganz logisch, bei anderen kommen wir gar nicht drauf, dass Zucker drin steckt.

So findet man auch in den meisten Getränken Zucker. Wer abnehmen will, hält sich am besten an diese Faustregel: keine gesüßten Säfte und Limonaden trinken, überhaupt wenig Kuchen und Süßigkeiten essen und zu Hause in der Küche sparsam mit Zucker umgehen.

90. „Man bekommt ja schon beim Einkaufen Appetit"

Damit das Herz nicht mehr begehrt, als der Verstand zulässt, halten Sie sich an Ihren Einkaufszettel

Mit knurrendem Magen in den Supermarkt gehen, führt in der Regel dazu, dass man den Einkaufswagen zu voll packt. Und da das Herz dann mehr begehrt, als der Verstand bzw. die Wunschfigur zulässt, steht man am Ende mit lauter leckeren Sachen da, die man eigentlich gar nicht alle essen kann. Oder besser gesagt: nicht essen darf. Letztlich isst man sie dann doch und ist damit in eine fiese Figurfalle getappt. Deshalb also: Nie hungrig einkaufen gehen.

91. „Allein ist es einfacher abzunehmen"

Nicht unbedingt. Oft ist es wirklich leichter, einen Mitstreiter zu haben oder sich sogar mit einer ganzen Gruppe zur neuen Ernährung und zu mehr Bewegung durchzuringen. Der erste und ideale Ansprechpartner ist natürlich der Lebensgefährte. Wenn der nicht will und Ihnen vielleicht sogar symbolisch wie ein Mühlstein am Hals hängt, weil ihm die neuen Ziele in Ihrem Leben nicht passen – suchen Sie sich Gleichgesinnte im Freundeskreis.

Sollte auch das nicht gelingen, achten Sie mal auf Kleinanzeigen oder Inserate und Zettelchen am Schwarzen Brett im Supermarkt: Hier finden Sie oft Adressen und Telefonnummern von Menschen, die ebenfalls abspecken wollen. Oder Sie wenden sich an die Weight Watchers, wo Sie in der Gruppe Infos, Tipps und Rückhalt finden.

92. „Wer schlank bleiben will, muss immer Diät halten"

Ganz im Gegenteil, Sie sollen überhaupt keine Diät halten, sondern sich mit Lust und Spaß an eine neue, gesunde Schlank-Ernährung gewöhnen. Mit der können Sie dann auch bis ins hohe Alter Ihr Gewicht halten. Das Tolle an der Sache: Sie müssen sich nie wieder mit irgendeiner zweifelhaften Schnell-Diät herumquälen.

 ### 93. „Am besten nimmt man nicht mehr als 1000 Kalorien zu sich"

Das ist auf Dauer eindeutig zu wenig, denn auf diese Weise werden Sie immer weiter Gewicht verlieren. Und – wie wir wissen – führen Crash-Diäten mit sehr wenigen Kalorien nur zum gefürchteten Jojo-Effekt. Achten Sie auf eine gesunde Mischkost und viel Bewegung, dann können Sie sich

An 1000 Kalorien oder noch weniger wirklich nur kurze Zeit halten

an folgende Faustregel halten, um problemlos bei Ihrem Wunschgewicht zu bleiben: Körpergröße in Zentimeter minus 100 mal 30 ergibt den täglichen Gesamtkalorienbedarf. Eine 1,68 m große Frau, die 65 Kilo wiegt, bräuchte demnach:
168 cm – 100 = 68; 68 x 30=2.040
Sie würden also mit 2.040 Kalorien Ihr Gewicht halten können.

 ### 94. „FdH bringt beim Abnehmen am meisten"

Hier könnte man mit Radio Eriwan antworten: Im Prinzip nein. Denn FdH, also Friss die Hälfte, klingt zwar ziemlich einfach, funktioniert aber nur dann, wenn Sie sich sowieso schon ausgewogen und vollwertig ernährt haben. Aber – und hier beißt sich die Katze in den Schwanz – wenn Sie das hätten, müssten Sie ja nicht abnehmen.

Für alle anderen ist FdH eher eine unnötige Psycho-Quälerei, weil man ja genau dieselben Sachen wie vorher auf dem Teller hat (zum Beispiel ein Stück Schwarzwälder Kirschtorte) und davon nun aber nur die Hälfte essen darf. Wo ist der Sinn, von der Currywurst und den Pommes mit Mayo, die voller Fett und schlechter Kohlenhydrate stecken, eine Hälfte reinzuschlingen und die andere wegzuwerfen? Tut übrigens auch dem Geldbeutel weh.

Im schlimmsten Fall führt FdH dazu, dass man von dem Fettigen und Süßem im Schrank brav die Hälfte verbraucht. Eigentlich sollte man davon gar nichts mehr essen.

FdHler sollten wissen, dass diese Art der Ernährung zu ziemlich mieser Stimmung führt, weil erstens das ständige Hungergefühl nicht gestillt wird und zweitens die notwenige Menge an Vitaminen, guten Kohlenhydraten und Mineralstoffen nicht erreicht wird. Was wiederum in Heißhungerattacken mündet. Und einen unablässig ans Essen denken lässt. Fazit: Nicht die Hälfte, sondern das Richtige essen. So kommen Sie ohne zu Hungern zur Wunschfigur.

95. „Mein Mann macht´s mir schwer, der mag meine Pfunde ganz gern"

Zum Glück, denn das ist ein sicheres Zeichen, dass er Sie auch mit Fettpölsterchen liebt. Wäre ja auch noch schöner, wenn wir lediglich nach dem Zustand unserer Oberschenkel und nicht nach dem unserer Persönlichkeit beurteilt würden.
Und das auch noch von dem Menschen, mit dem wir unser Leben verbringen wollen. Tun Sie in diesem Fall trotzdem das, was Sie für richtig halten. Denn wenn Sie sich wohl fühlen, tut er das sicher auch.

 ### 96. „Wer sich gesund ernährt, nimmt automatisch ab"

Das ist zwar ein einfacher Nenner, den man sich gut merken kann, aber leider dann doch zu simpel. Gesunde und ausgewogene Mischkost ist zwar die Voraussetzung für eine gute Figur, aber nicht die alleinige Garantie.

Große Mengen Kohlenhydrate braucht wirklich nur ein Leistungssportler

Wer trotz Obst, Gemüse und Vollkornprodukten nicht schlanker wird, macht möglicherweise zwei Fehler. Erstens: zu wenig Bewegung. Und zweitens: Die Menge stimmt nicht. Nudeln bis zum Abwinken, wie sie Radsportler vor einer Etappe der Tour de France verdrücken müssen, sind bei unserem doch eher kleinen Bewegungsprogramm nicht nötig. Und auch Vorsicht bei zu viel Quark und Joghurt. Dann besser auf Magerstufe und fettarm umsteigen.

 ### 97. „Nach einigen Tagen Schlankprogramm bricht man ja doch wieder ab"

Das muss nicht sein. Die Wahrscheinlichkeit, den Start zum Wunschgewicht gleich wieder abzuwürgen, ist allerdings umso größer, je einseitiger Ihre Diätversuche sind. Crash-Diäten wie Eier-, Ananas-, Kartoffel-Diät schaffen im Körper Mangelsituationen,

---

Salzbad für eine Top-Figur

INFO

1 Pfund Meersalz (Reformhaus oder Apotheke) ins Badewasser geben, auflösen und 15 bis 20 Minuten baden.

Entschlackt, entwässert und hilft auf dem Weg zum Wohlfühlgewicht. Außerdem tut so ein Bad der Seele gut.

die wir automatisch nach einer gewissen Zeit ausgleichen wollen. Die Folge: Wir schlingen Süßigkeiten oder Fast Food in uns rein, und die Pfunde, die wir verloren haben, sind ruck, zuck wieder drauf.

 ## 98. „Man kann sich doch nicht schlank essen"

So paradox es klingt: man kann. Und sich schlank zu essen ist auch noch viel, viel gesünder und vor allen Dingen leichter, als sich schlank zu hungern.

 ## 99. „Lust auf Süßigkeiten ist nur eine schlechte Angewohnheit"

Wenn es denn so wäre, würde das bedeuten, dass unsere Eltern versagt haben, weil sie uns diese schlechte Angewohnheit durchgehen ließen. Mit der richtigen Erziehung gäbe es also auch keinen Jieper auf Schokolade.

Siehste, sagen jetzt vielleicht die Pädagogen, die Ernährungswissenschaftler halten jedoch dagegen. Es spricht nämlich vieles dafür, dass die Lust zum Naschen angeboren und nicht anerzogen ist, da sie sich weltweit durch alle Nationen zieht.

Wer Süßes zum Glücklichsein braucht, kann gar nicht komplett drauf verzichten

Bei Versuchen hat man übrigens festgestellt, dass bereits Neugeborene, die noch keine Muttermilch genuckelt hatten, auf einen Tropfen Süßes mit einem Lächeln reagieren. Bei bitterem Geschmack verziehen sie angewidert das Mündchen. Das heißt für alle Erwachsenen, die trotz ihres angeborenen Appetits auf Süßes in ein schlankes Leben starten wollen – die Naschlust nicht unterdrücken, aber kontrollieren und geschickt umlenken. Zum Beispiel in kalorienarme Süßigkeiten.

 ## 100. „Dick sein beginnt im Kopf"

Britische Forscher glauben, dass da etwas Wahres dran ist und wollen in einer Fünfjahresstudie dem Übergewicht auf die Spur kommen. Denn, so ihre Theorie, wer dick ist, bekommt den Befehl, immer weiter zu essen, direkt aus dem Gehirn. Und das ist auf Appetit programmiert, sobald der Körper Hunger meldet. Was er ja bei jeder Abmagerungskur auch tut.

Es habe daher keinen Sinn, folgern die Forscher, einem Dicken zu sagen, er solle weniger essen. Sein Gehirn wird immer wieder die Notbremse ziehen und so lange alle Gedanken ums Essen kreisen lassen, bis man die Schlankvorsätze gebrochen hat und wieder pappsatt ist. Ziel der Studie ist es, ein Medikament gegen diesen Automatismus zu entwickeln. Ernährungswissenschaftler sagen dagegen: Höre auf zu hungern, iss das Richtige – und du wirst schlank.

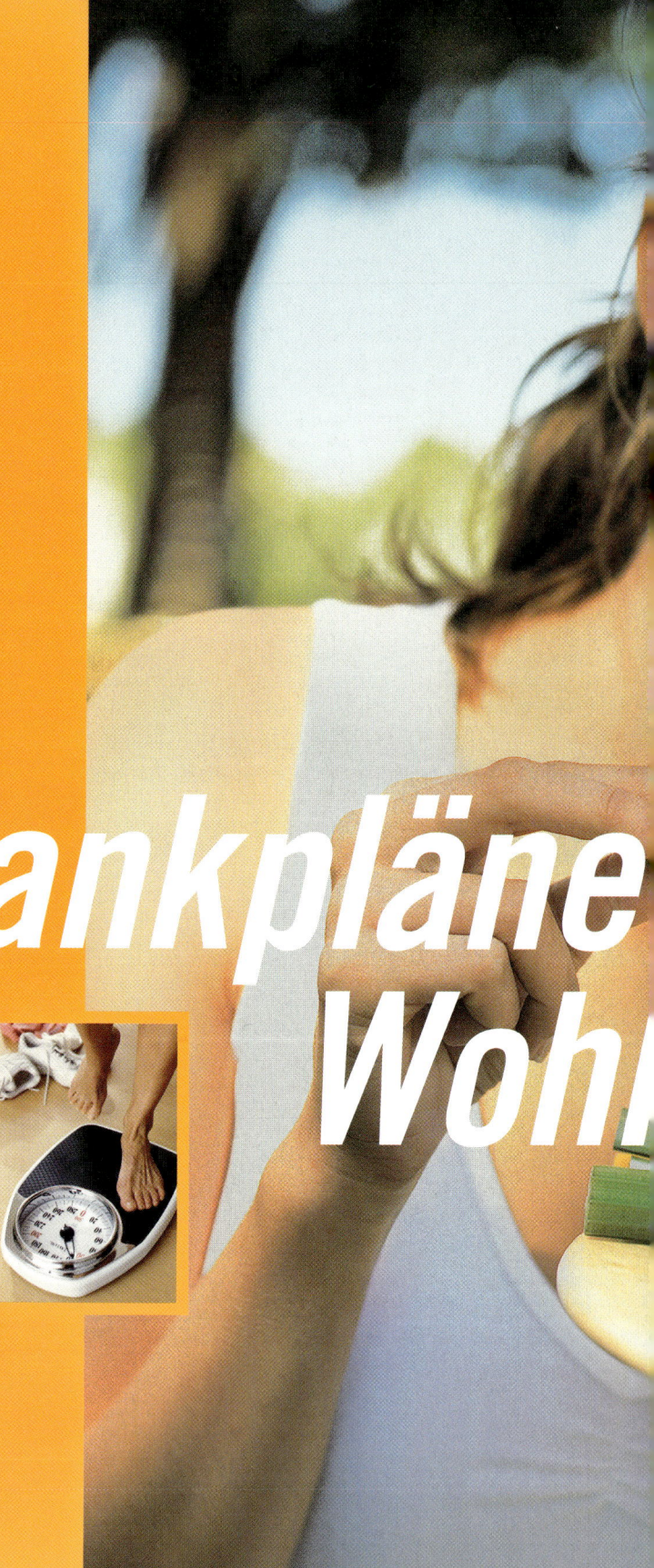

Schlankpläne

So nehmen Sie mühelos ab

Wohl

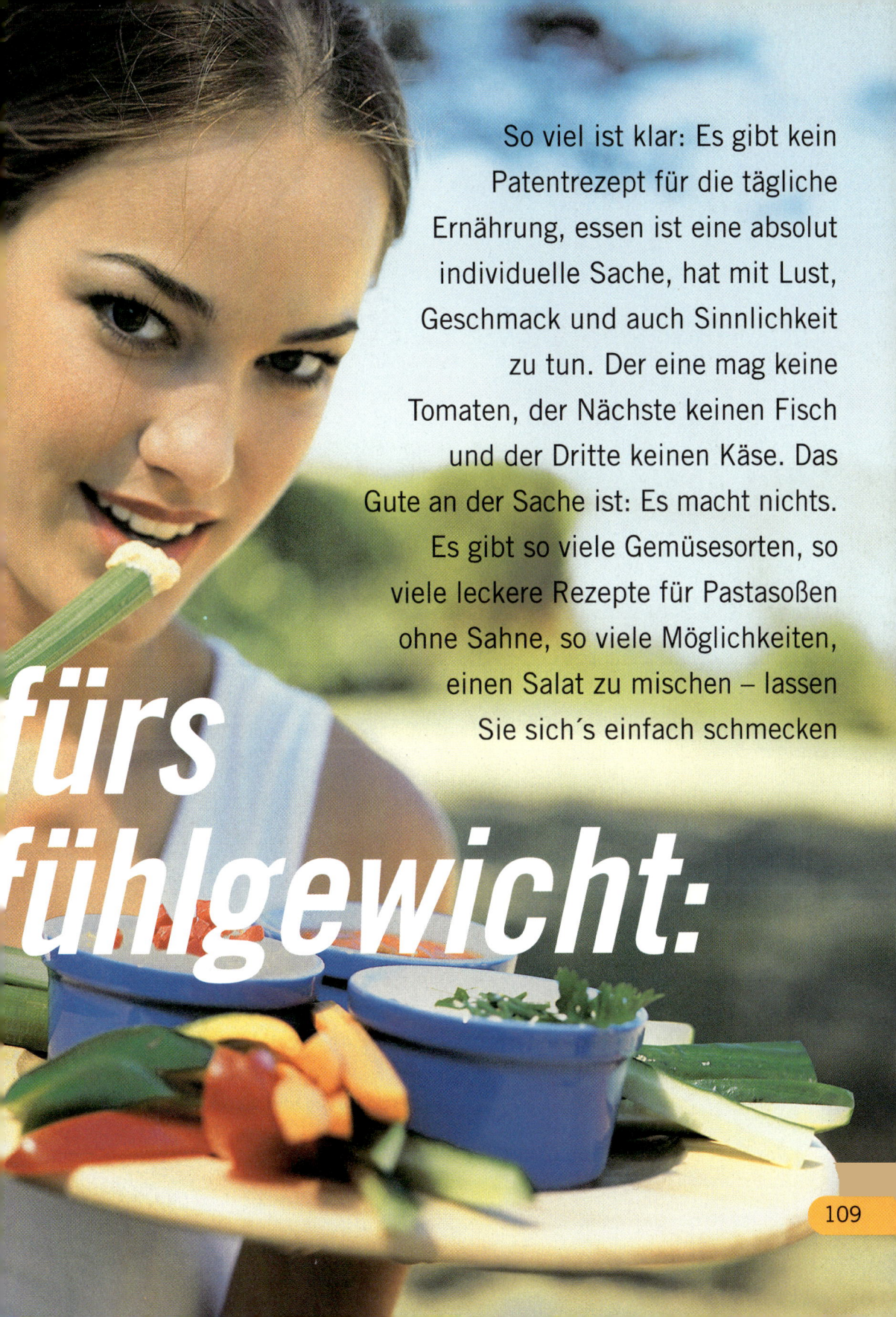

So viel ist klar: Es gibt kein Patentrezept für die tägliche Ernährung, essen ist eine absolut individuelle Sache, hat mit Lust, Geschmack und auch Sinnlichkeit zu tun. Der eine mag keine Tomaten, der Nächste keinen Fisch und der Dritte keinen Käse. Das Gute an der Sache ist: Es macht nichts. Es gibt so viele Gemüsesorten, so viele leckere Rezepte für Pastasoßen ohne Sahne, so viele Möglichkeiten, einen Salat zu mischen – lassen Sie sich's einfach schmecken

fürs fühlgewicht:

Mal eben ein Kilo wegschmelzen – der Turbo-Einstieg in die neue Ernährung

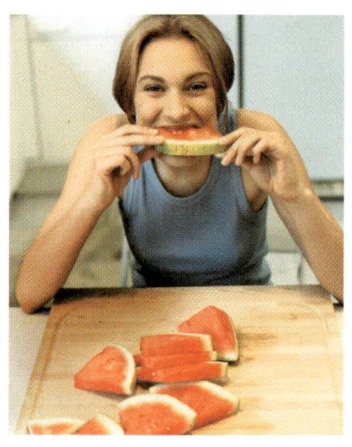

Viel Obst und Gemüse – und die Pfunde purzeln schnell

Gleich vorweg: Hier geht's nicht um eine komplizierte Diät mit raffinierten Rezepten (die wollen wir ja schon wegen des Jojo-Effekts nicht machen), sondern um schnelle oder auch sanfte Einstiege in ein neues Ernährungskonzept auf der Grundlage von Vollkornprodukten, viel Gemüse und Obst.

Das eine Kilo zu viel, das man sich immer mal wieder schnell angefuttert hat, schmilzt mit zwei Reistagen weg. Reis hat eine Menge Vorteile: er ist fix gekocht, lässt sich abwechslungsreich zubereiten, toll würzen und schmeckt eigentlich den meisten. Außerdem hat Reis einen niedrigen glykämischen Index, treibt also den Blutzuckerspiegel nicht in die Höhe, enthält kaum Fett und wenig Kalorien (100 g etwa 129 kcal). Und das Beste: Reis macht satt, die Laune bleibt gut, und es gibt auch keine Heißhungerattacken.

Einen oder auch zwei Reistage können Sie immer mal wieder einschieben

Ideal für diese beiden Tage ist Naturreis, also ungeschälter Reis. Er enthält im Gegensatz zu weißem Reis mehr Vitamine und Mineralstoffe. Wem der Naturreis partout nicht schmeckt, kann ihn auch zur Hälfte mit weißem Reis oder auch mit ein bisschen Wildreis mischen. Wer bislang nur sparsam Obst und Gemüse gegessen hat, sollte auch an diesen beiden Tagen zurückhaltend damit umgehen. Rohes Obst ist nur als kleiner Snack erlaubt, rohes Gemüse gar nicht. Denn Rohkost kann schwer im Magen liegen, und der Verdauungstrakt reagiert dann mit schmerzhaften Blähungen.

Zaubermix gegen Cellulite

INFO

Toll für einen straffen Po und Haut wie Marzipan: Meersalz (aus dem Reformhaus) und Milch zu einem festen Brei mischen, auf Po und Oberschenkel auftragen, 20 Minuten einwirken lassen. Dann abrubbeln, abduschen und gut eincremen.

1. Tag — Zwei-Tages-Plan

Morgens	**Reis mit Apfelmus** • 50 g Reis • Salz • Apfelmus (aus dem Glas)	Den Reis mit etwas Salz kochen, abkühlen lassen, dazu Apfelkompott essen. **98 kcal, 0 g Fett**
Mittags	**Gemüsereis** • 50 g Reis • Salz, Pfeffer • 1 Paprika • 50 g Sojasprossen • etwas Öl (z. B. Sonnenblumen) • 2 TL Sojasoße	Den Reis in Salzwasser kochen. Paprika würfeln, Sprossen waschen, gut abtropfen lassen. Gemüse zusammen mit dem Reis in heißem Öl anbraten. Mit Sojasoße würzen. **250 kcal, 5 g Fett**
Abends	**Tomatensuppe** • 1/2 l Tomatensaft • Olivenöl • Salz, Pfeffer	Tomatensaft mit etwas Öl 15 Minuten köcheln lassen. Mit Salz und Pfeffer würzen. (Wer es gern pikant mag, schmeckt die Suppe mit ein paar Spritzern Tabasco ab). **80 kcal, 1 g Fett**
Snacks	Wenn Sie zwischendurch Hunger haben, ist Obst in jeglicher Form (außer Bananen) erlaubt. Knabbern Sie einen Apfel, eine Birne oder – je nach Saison – Erdbeeren, Kirschen, Stachelbeeren, Weintrauben.	
Getränke	Sind Sie Kaffee oder schwarzen Tee zum Frühstück gewohnt – bleiben Sie ruhig dabei. Auf einen Schlag alle Ernährungsrituale zu kippen, erzeugt nur Frust. Möglicherweise haben Sie ohne Ihren morgendlichen Koffeinkick auch das Gefühl, nicht wach genug in den Tag zu starten. Also: Morgens Kaffee oder Tee sind erlaubt, tagsüber steigen Sie besser um auf Kräutertee (s. zum Beispiel Rezept für Basentee auf Seite 86). Denn Kaffee und schwarzer Tee entziehen Ihnen sonst zu viel Flüssigkeit. Versuchen Sie zusätzlich, mindestens zwei Liter Mineralwasser zu trinken. Besser sogar etwas mehr. Alkohol in jeglicher Form ist an diesen beiden Tagen tabu.	

2. Tag   2-Tages-Plan

Morgens

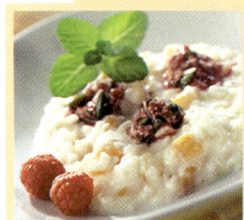

Milchreis mit Obst
- 1/8 l Milch
- Salz
- 50 g Milchreis
- etwas Zucker
- 100 g Obst
  (Erdbeeren, Himbeeren,
  Apfel oder Birne)

Milch mit 100 ml Wasser und einer Prise Salz aufkochen. Den Reis zugeben und 20 Minuten quellen lassen. Mit etwas Zucker abschmecken und abkühlen lassen. Das klein geschnittene Obst unterheben.
140 kcal, 5 g Fett

Mittags

Pilz-Risotto
- 1 Lauchzwiebel
- 1 Möhre
- 150 g Champignons
  oder Shiitake-Pilze
- etwas Olivenöl
- 50 g Risotto-Reis
- 100 ml Gemüsebrühe
- Salz, Pfeffer
- etwas Parmesan

Gemüse klein schneiden und in heißem Öl anbraten. Den Reis zugeben und kurz anrösten, dann die Gemüsebrühe nach und nach zugießen. Rund 20 Minuten köcheln lassen, am Schluss mit Salz und Pfeffer abschmecken und den Parmesan unterrühren.
360 kcal, 7 g Fett

Abends

Gemüsesuppe
- 1 Bund Suppengrün
- etwas Olivenöl
- Salz, Pfeffer
- Petersilie

Gemüse putzen, in kleine Stücke schneiden und in etwas Öl andünsten. Mit 300 ml Wasser ablöschen. 15 Minuten köcheln lassen, dann pürieren. Mit Salz und Pfeffer abschmecken.
80 kcal, 1 g Fett

Snacks

Zwischendurch ein Eiweiß-Snack (zum Beispiel ein Glas Kefir) trinken oder einen Vollmilch-Joghurt löffeln.

Getränke

Es gelten dieselben Regeln wie am ersten Tag.
WICHTIG: Versuchen Sie an diesen beiden Tagen — am besten starten Sie deshalb am Wochenende — Ihr Sportprogramm durchzuziehen und jeden Tag 30 Minuten für Bewegung (Fahrrad fahren oder stramm spazieren gehen) zu reservieren. Wer sich fit fühlt, kann auch schon mit leichtem Jogging- oder Walking-Training beginnen.

Drei Kilo müssen weg – der 5-Tages-Plan gegen „Saures" im Körper

Wer sich zu salzig und zu fettig ernährt, ist meist übersäuert. Deshalb gibt´s an diesen fünf Tagen viel basische Kost, also viel Gemüse. Meistens gekocht oder gedünstet, damit Ihnen Rohkost keine Verdauungsprobleme macht. Um den Säure-Basen-Haushalt wieder auszugleichen, sollten Sie viel Basentee trinken und mäßig Sport treiben, sonst übersäuern Sie wieder. Versuchen Sie an diesen fünf Tagen mindestens zweimal eine halbe Stunde Sport in Maßen zu machen. Also zweimal vor dem Frühstück walken, laufen oder schwimmen. Morgens zwischen 7 und 8 ist die beste Zeit, um Fett zu verbrennen. An allen anderen Tagen gilt: Die Treppen statt nur den Lift benutzen, auch mal was mit dem Fahrrad erledigen.

1. Tag		5-Tages-Plan
Morgens	**Gurkenbrot** ● 1 Vollkornbrötchen ● etwas Butter ● 1/4 Salatgurke ● 2 Tomaten	Die Brötchenhälften dünn mit Butter bestreichen. Gurke und Tomaten in Scheiben schneiden, das Brötchen damit belegen. **200 kcal, 1 g Fett**
Mittags	**Kartoffelsalat** ● 200 g Kartoffeln ● Salz ● 1/4 Salatgurke ● evtl. 1 kleine Zwiebel ● 1 TL Olivenöl ● Essig ● Pfeffer ● 1 Scheibe Vollkorntoast	Kartoffeln mit Schale in Salzwasser ca. 30 Minuten kochen, abgießen und abkühlen lassen. Dann abpellen und in Scheiben schneiden. Salatgurke, und gehackte Zwiebel mischen und mit Öl und Essig verrühren. Mit Salz und Pfeffer abschmecken. Dazu eine Scheibe Vollkorntoast. **223 kcal, 6 g Fett**
Abends	**Tomatensuppe** ● 1/2 l Tomatensaft ● Olivenöl ● Salz, Pfeffer	Tomatensaft mit etwas Öl 15 Minuten köcheln lassen. Mit Salz und Pfeffer würzen. **80 kcal, 1 g Fett**
Snacks	Siehe 2. Tag	
Getränke	Siehe 2. Tag	

2. Tag   5-Tages-Plan

Morgens	**Müsli** ● 1 Becher Joghurt ● 2 EL Haferflocken ● 1 TL Honig ● 1 Apfel	Joghurt und Haferflocken mischen, den Honig unterrühren. Den klein geschnittenen Apfel dazu geben. **174 kcal, 6 g Fett**
Mittags	**Pellkartoffeln mit Kräuterquark** ● 200 g Kartoffeln ● Salz ● 150 g Magerquark ● Pfeffer ● frische Kräuter (Petersilie, Schnittlauch)	Kartoffeln in der Schale in Salzwasser ca. 30 Minuten kochen. Magerquark mit Salz und Pfeffer und den Kräutern glatt rühren. Die Pellkartoffeln mit dem Kräuterquark anrichten. **250 kcal, 1 g Fett**
Abends	**Ratatouille** ● 1 rote Paprika ● 1 kleine Zucchini ● 3 Tomaten ● etwas Olivenöl ● Salz, Pfeffer ● Kräuter der Provence	Gemüse klein schneiden, in heißem Olivenöl andünsten und 10 Minuten köcheln lassen. Mit Salz, Pfeffer und Kräutern würzen. **101 kcal, 6 g Fett**
Snacks	Zwischendurch ein Glas Kefir oder ein Glas Molke mit püriertem Obst (zum Beispiel Beeren).	
Getränke	Kaffee oder Tee zum Frühstück, dann tagsüber keinen Kaffee mehr. Viel Mineralwasser und Basentee (s. Seite 86). Wer Lust hat, abends ein Glas Tomatensaft mit einem Spritzer Tabasco. Vor dem Schlafengehen eine Tasse Roiboostee.	

Da auch Stress übersäuert, sollten Sie an diesen fünf Tagen so oft wie möglich relaxen. Hören Sie mal wieder Ihre Lieblingsmusik, gönnen Sie sich eine Stunde Wellness im eigenen Badezimmer oder gehen Sie zum Schwitzen und Entspannen in die Sauna. Schaffen Sie sich Ruheoasen im Alltag. Das hilft beim Abnehmen.

3. Tag   5-Tages-Plan

Morgens

Hüttenkäsebrötchen
- 1 Vollkornbrötchen
- 50 g Hüttenkäse
- 1/4 Salatgurke
- Salz

Die Brötchenhälften mit Hüttenkäse bestreichen. Die Gurke in Scheiben schneiden, darauf anrichten
214 kcal, 6 g Fett

Mittags

Tomatenpfännchen
- 1 kleine Zwiebel
- 100 g Champignons oder Austernpilze
- 3 Tomaten
- etwas Olivenöl
- Salz, Pfeffer

Gemüse klein schneiden. Zwiebel in heißem Öl andünsten, Pilze zufügen, kräftig anbraten, dann die Tomaten zufügen und kurz mitbraten. Mit Salz und Pfeffer würzen. Dazu 2 Scheiben Vollkorntoast.
160 kcal, 5 g Fett

Abends

Spaghetti mit Brokkoli
- 100 g Brokkoli
- Salz
- 1 kleine Knoblauchzehe
- 1/4 Bund Basilikum
- 2 EL Olivenöl
- etwas Balsamico-Essig
- 1 EL Zitronensaft
- 2 EL Gemüsebrühe
- 100 g Spaghetti

Brokkoliröschen in kochendem Salzwasser 5 Minuten garen. Abgießen und abtropfen lassen. Knoblauch hacken, Basilikum grob hacken. Den Brokkoli mit allen Zutaten (außer den Nudeln) pürieren, kräftig mit Salz und Pfeffer abschmecken. Spaghetti in Salzwasser bissfest kochen, abgießen und mit der Brokkoli-Soße anrichten.
475 kcal, 11 g Fett

Snacks

Zwischendurch 200 ml Gemüsessaft (Karotten oder Sauerkraut) trinken.

Getränke

Mindestens zwei Liter Mineralwasser, außerdem Basentee. Als Schlummertrunk Roiboostee.

115

4. Tag   5-Tages-Plan

Morgens	**Müsli** ● 1 Becher Joghurt ● 2 EL Haferflocken ● 1 TL Honig ● 1 Apfel	Joghurt, Haferflocken und Honig verrühren. Den klein geschnittenen Apfel ins Müsli geben. **174 kcal, 6 g Fett**
Mittags	**Gemüsenudeln** ● 1 Möhre ● 1 kleine Zucchini ● 100 g Bandnudeln ● Salz, Pfeffer ● 1 kleine Zwiebel ● etwas Olivenöl ● 1/8 l Gemüsebrühe ● frische Kräuter (Kerbel, Petersilie)	Möhre und Zucchini klein schneiden. Nudeln in kochendem Salzwasser garen, das Gemüse die letzten fünf Minuten mitkochen. Klein geschnittene Zwiebel in heißem Öl glasig dünsten, mit 1/8 l Gemüsebrühe ablöschen, 5 Minuten einkochen lassen. Kräuter unterrühren. Nudeln abgießen und mit Soße servieren. **420 kcal, 10 g Fett**
Abends	**Tsatsiki-Toast** ● 1/4 Salatgurke ● Knoblauch ● 1/2 Zwiebel ● etwas Dill ● 50 g Magerquark ● 50 g saure Sahne ● etwas Zitronensaft ● Salz, Pfeffer ● 2 Scheiben Vollkorntoast	Salatgurke fein raspeln, Knoblauch zerdrücken, Zwiebel klein hacken. Alles mit Magerquark und saurer Sahne mischen. Mit Salz, Pfeffer und Zitronensaft kräftig abschmecken. Dazu zwei Scheiben Vollkorntoast. **130 kcal, 7 g Fett**
Snacks	Gemüsesäfte oder ein Becher fettarmer Joghurt	
Getränke	Wie an den anderen Tagen	

5. Tag — 5-Tages-Plan

Morgens

Bunter Obstsalat
- 1 Becher Joghurt
- 1 Vanilleschote
- 1 Kiwi
- 1 Mandarine
- 50 g Weintrauben
- 1 kleine Birne
- etwas Zitronensaft

Joghurt mit dem Mark der ausgekratzten Vanilleschote mischen. Kiwi und Birne klein schneiden, Mandarine zerteilen, Weintrauben halbieren. Das Obst mit Zitronensaft beträufeln und vorsichtig mischen. Auf dem Joghurt anrichten.
190 kcal, 4 g Fett

Mittags

Tomaten mit Mozzarella
- 3 Tomaten
- 1 Päckchen Mozzarella light
- etwas Olivenöl
- Salz, Pfeffer
- einige Basilikumblättchen

Tomaten und Mozzarella in Scheiben schneiden, auf einem Teller anrichten, mit Olivenöl beträufeln, salzen, pfeffern und mit Basilikumblättchen garnieren.
380 kcal, 20 g Fett

Abends

Rösti mit Schnittlauchquark
- 100 g Magerquark
- 1 kleine Zwiebel
- Schnittlauch
- Salz, Pfeffer
- 200 g Möhren
- 250 g Kartoffeln
- 1–2 TL Mehl
- etwas Öl (z. B. Sonnenblumen)

Quark mit klein geschnittener Zwiebel und Schnittlauchröllchen glatt rühren. Mit Salz und Pfeffer abschmecken. Klein geschnittene Möhren in Salzwasser 5 bis 6 Minuten kochen. Kartoffeln schälen, grob raspeln und mit dem Mehl verkneten. In heißem Öl aus der Kartoffelmasse 2 bis 3 kleine Rösti braten. Mit dem Quark anrichten.
360 kcal, 5 g Fett

Snacks

Gemüsesäfte für alle, die gern einen Flüssig-Snack mögen. Alle anderen: 1 Becher Vollmilchjoghurt mit 1 EL Haferflocken mixen, mit 1 TL Honig süßen.

Getränke

Wie an den anderen Tagen

Zehn Kilo abspecken – 4-Wochen-Plan für ein neues Leben

Wer 10 Kilo (und vielleicht noch mehr) verlieren will, schafft das nicht Hals über Kopf. Auch dieser Vier-Wochen-Plan ist nur ein Einstieg ins sanfte Abnehmen, es kann durchaus sein, dass Sie etwas länger brauchen. Aber: Die Kilos, die Sie jetzt verlieren, sind Sie dauerhaft los. Immer vorausgesetzt, Sie stellen Ihre Ernährung auch wirklich um. In den beiden kleineren Schlankplänen gibt's Gemüse fast nur gegart (Ausnahmen: Gurke, Tomaten, Radieschen) und weder Fleisch noch Fisch. An zwei oder fünf Tagen ist das auch kein Problem, doch der eine oder andere wird vielleicht schon nach dieser kurzen Zeit sein Stück Fleisch vermisst haben. Deshalb ist in diesem Plan sowohl Fleisch in Maßen als auch (etwas mehr) Fisch berücksichtigt. Außerdem ab und zu etwas Gemüserohkost.

Hier gibt's jetzt auch mal Fleisch und Fisch, Alkohol meiden Sie aber besser

Süßigkeiten sollten Sie meiden, Lust auf Süßes lieber durch Obst oder Joghurt mit Honig stillen. Ganz sporadisch mal ein Stück Schokolade ist in Ordnung.

Thema Alkohol: Mal ein paar Wochen lang nichts Alkoholisches zu trinken, tut dem Körper ganz gut. Wenn dann doch eine Einladung oder eine Feier dazwischen kommt und Sie sich gerne ein Glas genehmigen möchten: Nach jedem Glas Bier, Sekt oder Wein die gleiche Menge Wasser trinken. Das führt dem Körper genügend Flüssigkeit zu (Alkohol dagegen entzieht Flüssigkeit) und füllt außerdem den Magen.

Dreimal wöchentlich sollten Sie sporteln, das macht nicht nur fit und bringt den Stoffwechsel in Schwung, es strafft auch das Gewebe und baut langsam Muskelmasse statt Fettpolster auf.

Salzhemd zum Entschlacken
INFO

Bringt Sie zum Schwitzen und schwemmt Schlacken aus dem Körper. So geht's: Tauchen Sie ein sauberes Baumwollhemd in eine Solelösung aus 30 g Meersalz und 1 l Wasser. Das Hemd auswringen und feucht anziehen. Wickeln Sie sich in ein großes Frotteehandtuch und legen Sie sich gut zugedeckt 1 Stunde ins Bett. Nach 30 Minuten beginnen Sie zu schwitzen, nach 60 Minuten Hemd ausziehen und Schweiß abduschen.

1. Woche, 1.Tag · 4-Wochen-Plan

Morgens

Käsetoast
- 2 Scheiben Vollkorntoast
- etwas Butter
- 2 Scheiben Käse (Gouda, Edamer)

Die Toastscheiben dünn mit Butter bestreichen und mit einer Scheibe Schnittkäse belegen. **220 kcal, 13 g Fett** Dazu ein Glas frisch gepressten Orangensaft trinken.

Mittags

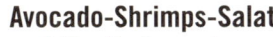

Avocado-Shrimps-Salat
- 1/2 reife Avocado
- etwas Zitronensaft
- 2–3 grüne Salatblätter
- 50 g Shrimps (in Salzlake)
- Schnittlauch
- Salz, Pfeffer
- Essig, Öl

Avocado in schmale Spalten schneiden, mit Zitronensaft beträufeln. Shrimps abbrausen und trockentupfen. Salatblätter auf einem Teller anrichten. Olivenöl, Essig, Salz, Pfeffer und Schnittlauchröllchen zu einer Marinade verrühren. Avocado und Shrimps auf dem Salat anrichten, mit der Marinade mischen. Dazu 1 Scheibe Vollkorntoast. **200 kcal, 16 g Fett**

Abends

Gemüse-Couscous
- 1 kleine Zwiebel
- 1 kleine Knoblauchzehe
- 1 Zucchini
- 1 rote Paprika
- 2 Tomaten
- etwas Olivenöl
- Salz, Pfeffer
- Majoran, Basilikum, Rosmarin
- 1 Becher Joghurt
- 50 g Couscous

Zwiebel und Knoblauchzehe, Zucchini, Paprika, Tomaten klein schneiden. Zwiebel und Knoblauch in heißem Öl glasig dünsten, das Gemüse darin ca. 5 Minuten braten. Mit Salz und Pfeffer würzen, Basilikum, Majoran und Rosmarinnadeln zufügen. Couscous in 1/8 l kochendem Wasser 5 Minuten garen. Joghurt mit Salz und Pfeffer abschmecken, zum Gemüse-Couscous reichen. **250 kcal, 13 g Fett**

Snacks

Zwischendurch etwas Obst (1 Birne oder 1 Apfel) oder Möhrenstifte.

Getränke

Morgens wie üblich Kaffee oder Tee, tagsüber mindestens zwei Liter Mineralwasser oder Kräutertee.

1. Woche, 2.Tag — 4-Wochen-Plan

Morgens	**Marmeladenbrötchen** • 1 Vollkornbrötchen • 2 EL Magerquark • 1 TL Marmelade	Beide Hälften des Brötchens mit Magerquark bestreichen, darauf einen Klacks Marmelade geben. **280 kcal, 1 g Fett** Dazu ein Glas frischer Orangensaft.
Mittags	**Hähnchenspieße** • 50 g Magerquark • Schnittlauch • Salz, Pfeffer • 1 rote Paprika • 3–4 Blätter grüner Salat • 2 kleine Zwiebeln • etwas Olivenöl • etwas Essig • 100g Hähnchenfilet • 1 Zweig Rosmarin	Magerquark mit Schnittlauchröllchen, Salz und Pfeffer glatt rühren. Paprika klein schneiden. Salatblätter klein zupfen. Aus Olivenöl, Essig, Salz und Pfeffer eine Marinade rühren, mit Paprika und Salatblättern vermengen. Hähnchenfilet waschen, trockentupfen und grob würfeln. Zwiebeln schälen und in grobe Spalten schneiden. Hähnchenwürfel und Zwiebeln abwechselnd auf Holzspießchen stecken, dazwischen Rosmarin klemmen. Die Spieße in heißem Öl gut 5 Minuten braten. Spieße auf dem Salat anrichten. **270 kcal, 11 g Fett**
Abends	**Gemüsesuppe** • 1 Bund Suppengrün • etwas Olivenöl • Salz, Pfeffer	Gemüse klein schneiden, in heißem Öl andünsten. Mit 300 ml Wasser ablöschen, ca. 15 Minuten köcheln lassen. Alles pürieren, mit Salz und Pfeffer abschmecken. **80 kcal, 1 g Fett**
Snacks	Obst	
Getränke	Wie an allen anderen Tagen	

1. Woche, 3.Tag — 4-Wochen-Plan

Morgens	**Brötchen mit Tomatencreme**	Aus Magerquark und Tomatenmark eine glatte Creme rühren. Mit Salz, Pfeffer und Paprika kräftig abschmecken. **210 kcal, 1 g Fett** Dazu frischen Orangensaft.
	• 1 Vollkornbrötchen	
	• 75 g Magerquark	
	• 1/2 TL Tomatenmark	
	• Salz, Pfeffer,	
	• Paprika (edelsüß)	

Mittags	**Griechischer Salat**	Zwiebel klein schneiden, Thymian waschen, Blättchen abzupfen und hacken, schwarze Oliven halbieren, entsteinen, klein schneiden. Aus Olivenöl, Essig, Salz und Pfeffer eine Marinade rühren, Zwiebel, Thymian und Oliven unterheben. Tomaten in Scheiben schneiden, Salatblätter in kleine Stücke zupfen. Beides mischen und mit der Marinade verrühren. Den Feta auf dem Salat anrichten. **280 kcal, 22 g Fett**
	• 1 kleine Zwiebel	
	• 2 Stiele Thymian	
	• 3–4 schwarze Oliven	
	• etwas Essig	
	• etwas Olivenöl	
	• Salz, Pfeffer	
	• 3 Tomaten	
	• 3–4 grüne Salatblätter (z. B. Römer)	
	• 50 g Feta	

Abends	**Möhrensüppchen**	Möhren klein schneiden. Fleisch waschen, trockentupfen, würfeln. In heißem Öl anbraten, mit Salz und Pfeffer würzen. Aus der Pfanne nehmen, beiseite stellen. Möhren im Bratfett andünsten, mit Curry bestäuben, dann Gemüsebrühe zugießen. 10 Minuten garen. Suppe pürieren. Linsen zufügen, 5 Minuten mitgaren, Putenwürfel zufügen, noch mal richtig heiß werden lassen. **260 kcal, 11 g Fett**
	• 3 Möhren	
	• 100 g Putenschnitzel	
	• etwas Öl	
	• Salz, Pfeffer	
	• etwas Curry	
	• 1/4 l Gemüsebrühe	
	• 20 g rote Linsen	

Snacks	Gemüsesäfte, nachmittags 2 Vollkornkekse
Getränke	Wie an allen anderen Tagen

1. Woche, 4.Tag | 4-Wochen-Plan

Morgens	**Bunter Obstsalat** • 50 g Weintrauben • 1 Apfel • 1 kleine Birne • etwas Zitronensaft • 1 TL Mandelstifte • 2 EL Joghurt	Weintrauben halbieren, Apfel und Birne klein schneiden. Das Obst mit Zitronensaft beträufeln, Mandelstifte darüber streuen, mit Joghurt anrichten. **232 kcal, 9 g Fett**
Mittags	**Fischfilet** • 200 g Seefischfilet (Kabeljau, Seelachs) • etwas Zitronensaft • Salz, Pfeffer • Öl • 1/2 Salatgurke • 3 Tomaten • etwas Essig	Fisch waschen, trockentupfen, mit Zitrone beträufeln, salzen und pfeffern. In heißem Öl auf beiden Seiten braten. Gurke und Tomaten klein schneiden. Aus Essig, Öl, Salz und Pfeffer eine leicht cremige Marinade rühren, über den Salat geben. Fisch zum Salat anrichten. **200 kcal, 2 g Fett**
Abends	**Nudelsalat mit Schinken** • 50 g Bandnudeln • Salz, Pfeffer • 50 g Erbsen (TK) • 1 kleine Zwiebel • 2 Scheiben Parmaschinken • etwas Essig • etwas Olivenöl • Petersilie	Nudeln in Salzwasser bissfest kochen, dann abkühlen lassen. Erbsen auftauen. Zwiebel hacken, Parmaschinken in Streifen schneiden. Aus Olivenöl, Essig, Salz und Pfeffer eine Marinade rühren, mit den Nudeln, dem Schinken und den Erbsen vermischen. Mit Petersilie garnieren. **250 kcal, 6 g Fett**
Snacks	Ein Glas Kefir, etwa Obst	
Getränke	Wie an allen anderen Tagen	

1. Woche, 5.Tag — 4-Wochen-Plan

Morgens	**Gurkenbrötchen mit Hüttenkäse** • 1 Vollkornbrötchen • 50 g Hüttenkäse • 1/4 Salatgurke • Salz	Das Vollkornbrötchen mit Hüttenkäse bestreichen. Die Gurke in Scheiben darauf anrichten, mit Salz betreuen. **214 kcal, 6 g Fett**
Mittags	**Mediterranes Hähnchenfilet** • 150 g Hähnchenfilet • 2 Tomaten • 1 kleine Zwiebel • 1 Knoblauchzehe • 1/2 Zitrone • etwas Olivenöl • Salz, Pfeffer • einige Basilikumblättchen • ein kleiner Zweig Thymian	Hähnchenfleisch waschen, trockentupfen und in grobe Stücke schneiden. Tomaten halbieren, Zwiebel und Knoblauchzehe klein schneiden. Zitrone waschen und in schmale Scheiben schneiden. Fleisch und Gemüse in heißem Öl erhitzen, ca. 15 Minuten schmoren. Mit Salz und Pfeffer, Basilikum und Thymian würzen. **170 kcal, 3 g Fett**
Abends	**Kartoffel-Sellerie-Pfännchen** • 200 g Kartoffeln • 1 Möhre • 2 Stangensellerie • 1 Apfel • Butter • Thymian • 100 g Schlagsahne • Salz, Pfeffer • Curry • 30 g geriebener Käse • 1 EL Kürbiskerne	Kartoffeln waschen, schälen, in dünne Scheiben schneiden oder hobeln. Möhre und Stangensellerie in Scheiben schneiden. Apfel in Spalten schneiden. Alles in eine mit Butter gefettete Auflaufform schichten. Thymianblättchen darüber streuen. Schlagsahne mit Salz, Pfeffer und Curry würzen, über den Auflauf gießen. Käse und Kürbiskerne darüber geben, im vorgeheizten Backofen (E-Herd 200 °C, Gas Stufe 3) 40 Minuten backen. **630 kcal, 40 g Fett**
Snacks	Obst oder Gemüsesäfte	
Getränke	Wie an allen anderen Tagen	

1. Woche, 6.Tag   4-Wochen-Plan

Morgens	**Müsli** ● 1 Becher Joghurt ● 2 EL Haferflocken ● 1 TL Honig ● 1 Apfel	Joghurt, Haferflocken, Honig und klein geschnittenen Apfel mischen. **174 kcal, 6 g Fett**
Mittags	**Lachs mit Erbsensoße** ● 100 g TK-Erbsen ● 1/8 l Gemüsebrühe ● 1 TL saure Sahne ● Salz, Pfeffer ● 100 g Lachsfilet ● Zitronensaft ● 1 TL geriebener Meerrettich ● etwas Öl	Erbsen in 1/8 l Gemüsebrühe auftauen und 8 Minuten garen. Erbsen in der Brühe pürieren, saure Sahne einrühren. Mit Salz und Pfeffer kräftig abschmecken. Lachsfilet waschen, trockentupfen, mit Zitrone beträufeln und mit Salz und Pfeffer würzen. Eine Seite mit Meerrettich bestreichen. In heißem Öl zunächst auf der Meerrettich-Seite 5 Minuten braten, dann die andere Seite braten. Den Lachs auf der grünen Soße anrichten. **530 kcal, 18 g Fett**
Abends	**Gemüsesuppe** ● 1 Bund Suppengrün ● etwas Olivenöl ● Salz, Pfeffer ● Petersilie	Gemüse klein schneiden, in heißem Öl kurz andünsten, dann 300 ml Wasser angießen, 15 Minuten köcheln lassen, alles pürieren, kräftig mit Salz und Pfeffer abschmecken. Mit Petersilie garnieren. **80 kcal, 1 g Fett**
Snacks	1 Becher Joghurt, Obst	
Getränke	Wie an allen anderen Tagen	

1. Woche, 7.Tag — 4-Wochen-Plan

Morgens	**Kräuterrührei** ● 2 Eier ● 2–3 EL fettarme Milch ● Salz, Pfeffer ● 2 EL gehackte Kräuter (Schnittlauch, Petersilie, Kresse, Kerbel) ● etwas Butter ● 4 dünne Scheiben rohen Schinken	Eier, Milch, Salz und Pfeffer verquirlen, Kräuter unterrühren. Etwas Butter in einer beschichteten Pfanne erhitzen, die Eiermasse hineingießen, bei schwacher Hitze stocken lassen. Rührei mit rohem Schinken anrichten. Dazu zwei Scheiben Vollkorntoast. **380 kcal, 24 g Fett**
Mittags	**Radieschen-Salat** ● 3–4 Blätter Römersalat ● 1/4 Salatgurke ● 5 Radieschen ● 1 kleine Knoblauchzehe ● 1/2 Becher Joghurt ● Salz, Pfeffer ● etwas Zitronensaft ● 2 Scheiben Vollkorntoast	Salat, Gurke und Radieschen putzen und waschen, Salatblätter in mundgerechte Stücke zupfen, Gurke würfeln, Radieschen halbieren. Knoblauch in den Joghurt zerdrücken. Mit Salz, Pfeffer und Zitronensaft abschmecken. Salat und Joghurt-Soße mischen, dazu den Toast essen. **120 kcal, 2 g Fett**
Abends	**Tagliatelle mit Gemüsesoße** ● 100 g Tomaten ● 20 g Stangensellerie ● 1/2 Möhre ● 1 kleine Zwiebel ● Olivenöl ● 70 g Tagliatelle ● Salz ● Basilikumblättchen ● Pfeffer	Tomaten, Stangensellerie, Möhre und Zwiebel sehr klein schneiden. Gemüse in heißem Öl andünsten und etwa 30 Minuten bei kleiner Hitze köcheln lassen. Nudeln in Salzwasser bissfest kochen, abgießen und abtropfen lassen. Basilikum in feine Streifen schneiden, unter das Gemüse mischen. Mit Salz und Pfeffer abschmecken. Nudeln unter die Soße heben. **510 kcal, 13 g Fett**
Snacks	Obst	
Getränke	Wie an allen anderen Tagen	

2. Woche, 1.Tag — 4-Wochen-Plan

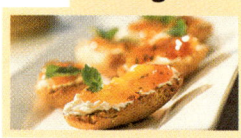

Morgens	**Aprikosen-Brötchen** ● 1 EL Magerquark ● 1 halbes Vollkornbrötchen ● 1 TL Aprikosenkonfitüre	Den Magerquark glatt rühren, auf das Brötchen streichen, die Aprikosenkonfitüre darauf geben. **180 kcal, 1 g Fett**
Mittags	**Feta-Teller** ● 50 g Feta ● 1 Tomate ● 1/4 Salatgurke ● Salz, Pfeffer, ● Paprika (edelsüß) ● 2 Scheiben Vollkorntoast	Feta in Scheiben schneiden, auf einem Teller anrichten. Tomate und Gurke in Scheiben schneiden und neben dem Feta anrichten. Alles mit Salz, Pfeffer und Paprika würzen. Dazu den Toast essen. **233 kcal, 12 g Fett**
Abends	**Fischfilet mit Sesam** ● 1 Zucchini ● 125 g Seefischfilet ● etwas Zitronensaft ● Salz, Pfeffer ● 1 TL Pesto aus dem Glas ● 5–6 EL Gemüsebrühe ● 1 TL Sesam	Zucchini in dünne Scheiben schneiden. Den Fisch waschen und trockentupfen, mit Zitronensaft beträufeln, salzen. Zucchini in eine kleine ofenfeste Form geben (einige Scheiben Zucchini übrig behalten). Fisch auf das Gemüse legen, restliche Zucchini auf dem Fisch anordnen. Brühe und Pesto verrühren und über den Fisch gießen. Zum Schluss mit Sesam bestreuen. Im vorgeheizten Backofen (E-Herd 200 °C, Gas Stufe 3) 25 Minuten backen. **200 kcal, 9 g Fett**
Snacks	Morgens und nachmittags jeweils einen Joghurt	
Getränke	Wie an allen anderen Tagen	

2. Woche, 2.Tag

4-Wochen-Plan

Morgens	**Käsetoast** • 2 Scheiben Vollkorntoast • etwas Butter • 2 Scheiben Schnittkäse (Schweizer oder Gouda) • 1 Tomate	Den Toast dünn mit Butter bestreichen, mit Käse belegen und mit Tomatenscheiben garnieren. **280 kcal, 14 g Fett**
Mittags	**Salat mit Thunfischsoße** • 1 Dose Thunfisch (in Wasser) • 1/2 Knoblauchzehe • 1 EL saure Sahne • einige Kapern aus dem Glas • Salz, Pfeffer • 1 Tomate • 1/4 Salatgurke • 3 Scheiben Putenbrustaufschnitt	Den Thunfisch abtropfen lassen. Knoblauchzehe hacken, zusammen mit dem Thunfisch und der sauren Sahne pürieren. Kapern unterheben, salzen und pfeffern. Tomate und Gurke in Scheiben schneiden, mischen und die Thunfischsoße darüber geben. Mit dem Putenaufschnitt anrichten. **220 kcal, 5 g Fett**
Abends	**Tagliatelle mit Rinderfilet** • 100 g Tagliatelle (Bandnudeln) • Salz • 100 g Rinderfilet • 50 g Stangensellerie • Olivenöl • 50 ml Gemüsebrühe • 1 Becher Crème fraîche • 1 Lorbeerblatt • 1 Nelke • Petersilie	Die Nudeln in Salzwasser bissfest kochen, abgießen, abtropfen lassen. Das Fleisch in dünne Streifen schneiden. Sellerie in feine Scheiben schneiden. Fleisch und Sellerie in heißem Öl anbraten. Gemüsebrühe und Crème fraîche unterrühren, Lorbeerblatt und Nelke zugeben. Alles ca. 5 Minuten köcheln lassen. Lorbeerblatt und Nelke entfernen und Soße kräftig mit Salz und Pfeffer abschmecken. Petersilie und Nudeln unterheben. **670 kcal, 27 g Fett**
Snacks	Obst	
Getränke	Wie an allen anderen Tagen	

2. Woche, 3.Tag

4-Wochen-Plan

Morgens	**Schinkenbrötchen** ● 1 Vollkornbrötchen ● Butter ● 1 Gewürzgurke ● 2 Blätter grüner Salat ● 2 Scheiben roher Schinken	Brötchen dünn mit Butter bestreichen, mit Gurkenscheiben, Salat und Schinken belegen. **230 kcal, 4 g Fett**
Mittags	**Pellkartoffeln mit Kräuterquark** ● 200 g Pellkartoffeln ● Salz ● 150 g Magerquark ● frische Kräuter (Petersilie, Schnittlauch, Kerbel) ● Pfeffer	Kartoffeln waschen, in Salzwasser kochen. Den Quark glatt rühren (evtl. mit etwas Mineralwasser), die gehackten Kräuter unterheben, mit Salz und Pfeffer würzen. **250 kcal, 2 g Fett**
Abends	**Tomatensuppe** ● 1/2 l Tomatensaft ● etwas Olivenöl ● Salz und Pfeffer	Tomatensaft und Öl ca. 15 Minuten köcheln lassen. Mit Salz und Pfeffer abschmecken. **80 kcal, 1 g Fett**
Snacks	Morgens und nachmittags je einen Vollmilchjoghurt	
Getränke	Wie an allen anderen Tagen	

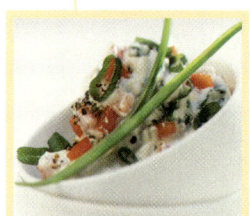

Aromaöl für die Durchblutung

INFO

Entschlackt und strafft: Je 2 Tropfen Rosmarin- und Wacholderöl (gibt´s als ätherisches Öl) mit etwas Sonnenblumenöl vermengen. Beine und Po damit gründlich durchmassieren.

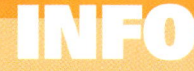

2. Woche, 4.Tag — 4-Wochen-Plan

Morgens

Bunter Obstsalat
- 50 g Weintrauben
- 1 Apfel
- 1 kleine Birne
- Zitronensaft
- 1 TL Mandelstifte
- 2 EL Joghurt

Trauben halbieren (evtl. entkernen), Apfel und Birne klein schneiden. Mit Zitronensaft beträufeln. Obst und Mandeln mischen, mit einem Klacks Joghurt anrichten.
232 kcal, 9 g Fett

Mittags

Spaghetti mit Räucherlachs
- 100 g Spaghetti
- Salz
- 1 kleine Zwiebel
- 50 g Räucherlachs in Scheiben
- Butter
- 100 g saure Sahne
- Pfeffer
- Schnittlauch

Spaghetti in Salzwasser bissfest kochen, abgießen und abtropfen lassen. Zwiebel hacken, Räucherlachs in feine Streifen schneiden. Zwiebel in der heißen Butter glasig dünsten, Räucherlachs zugeben und kurz braten. Sahne unterrühren, kurz erhitzen. Nudeln untermischen, alles kräftig mit Salz und Pfeffer abschmecken. Mit Schnittlauch garnieren.
410 kcal, 16 g Fett

Abends

Kokosmilch-Gemüse
- 50 g Reis
- 200 g Wirsing
- 100 g Kohlrabi
- 1 kleine Zwiebel
- 1 Knoblauchzehe
- 1 Dose Kokosmilch
- 1 Tomate
- Zitronensaft
- Salz, Pfeffer
- 1 EL Erdnusskerne

Den Reis in Salzwasser garen. Wirsing in Streifen schneiden, den Kohlrabi würfen. Zwiebel und Knoblauch hacken. Zwiebel, Knoblauch und Gemüse in heißem Öl anbraten, Kokosmilch angießen und ca. 10 Minuten garen. Tomate häuten, würfeln und mit dem Zitronensaft untermischen. Kräftig mit Salz und Pfeffer abschmecken, mit den Erdnüssen bestreuen. Den Reis dazu anrichten.
250 kcal, 10 g Fett

Snacks

Obst

Getränke

Wie an allen anderen Tagen

2. Woche, 5.Tag — 4-Wochen-Plan

Morgens	**Müsli**	Joghurt, Haferflocken, Honig
	● 1 Becher Joghurt	und den klein geschnittenen
	● 2 EL Haferflocken	Apfel verrühren.
	● 1 TL Honig	**174 kcal, 6 g Fett**
	● 1 Apfel	
Mittags	**Asia-Pfanne**	Den Reis in Salzwasser garen.
	● 50 g Reis	Fleisch in dünne Streifen
	● Salz	schneiden, die Hälfte der Soja-
	● 100 g Schweineschnitzel	soße mit dem Eiweiß, etwas Salz
	● 3 EL Sojasoße	und 2 EL Speisestärke verrüh-
	● 1 Eiweiß	ren. Mit dem Fleisch mischen
	● etwas Speisestärke	und 10 Minuten in den Kühl-
	● 1 Paprika	schrank stellen. Gemüse in
	● 1 Möhre	Streifen, Ananas in Stücke
	● 2 Lauchzwiebeln	schneiden. Öl in einer Pfanne
	● 3 Scheiben Ananas	erhitzen, Fleisch darin scharf
	● Öl (z.B. Erdnussöl)	anbraten, nach 2 Minuten
	● Chilisoße	herausnehmen. Gemüse in der
	(aus der Flasche)	Pfanne 5 Minuten braten.
		5 EL Wasser mit 1 TL Stärke
		glatt rühren, restliche Sojasoße
		und 3 EL Chilisoße unterrühren.
		Zum Gemüse gießen und
		2 Minuten köcheln lassen.
		Fleisch und Ananas zufügen,
		mit Gemüse erhitzen.
		Dazu den Reis anrichten.
		550 kcal, 10 g Fett
Abends	**Gemüsesuppe**	Das Gemüse klein schneiden.
	● 1 Bund Suppengrün	In Öl kurz andünsten, dann
	● etwas Olivenöl	300 ml Wasser zugießen und
	● Salz, Pfeffer	15 Minuten köcheln lassen.
	● Petersilie	Die Suppe pürieren, mit Salz
		und Pfeffer abschmecken,
		mit Petersilie garnieren.
		80 kcal, 1 g Fett
Snacks	Morgens und nachmittags jeweils einen Joghurt	
Getränke	Wie an allen anderen Tagen	

2. Woche, 6.Tag — 4-Wochen-Plan

Morgens	**Marmeladenbrötchen** ● 1 Vollkornbrötchen ● 2 EL Magerquark ● 1 TL Erdbeermarmelade	Brötchen mit Quark bestreichen, einen Klacks Marmelade darauf geben. **280 kcal, 1 g Fett**
Mittags	**Chicken Wings mit Salat** ● 3 kleine Hähnchenflügel ● Salz, Pfeffer ● Paprika (edelsüß) ● Öl (z. B. Sonnenblumen) ● 100 g grüner Salat (z. B. Römer) ● 3 Tomaten ● 1 TL Essig ● etwas Petersilie	Hähnchenflügel waschen und trockentupfen. Je eine Prise Salz, Pfeffer und Paprika in 1 TL Öl verrühren und die Hähnchenflügel damit einpinseln. In einer beschichteten Pfanne ca. 20 Minuten braten. Salat in mundgerechte Stücke zupfen, Tomaten vierteln. Salz, Pfeffer und Essig mit 1 TL Öl zu einer cremigen Marinade verrühren, über den Salat geben. Zu den Chicken Wings anrichten. **330 kcal, 24 g Fett**
Abends	**Fusilli mit Basilikumsoße** ● 100 g Fusilli ● 100 g Tomaten ● 1 Knoblauchzehe ● ein paar Stiele Basilikum ● etwas Olivenöl ● Salz	Nudeln in Salzwasser bissfest kochen. Tomaten häuten und grob hacken. Knoblauch klein schneiden. Basilikum grob hacken (bis auf einige für die Garnierung). Knoblauch, Tomaten und Basilikum in dem Olivenöl andünsten, kurz köcheln lassen. Die Nudeln untermischen, mit Salz und Pfeffer abschmecken. **420 kcal, 6 g Fett**
Snacks	Obst	
Getränke	Wie an allen anderen Tagen	

2. Woche, 7.Tag   4-Wochen-Plan

Morgens	**Schinkenbrötchen** ● 1 Vollkornbrötchen ● etwas Butter ● 1 Gewürzgurke ● 2 Blätter grüner Salat ● 2 dünne Scheiben roher Schinken	Brötchen dünn mit Butter bestreichen, mit Gurkenscheiben und Salat belegen. Darauf den Schinken anrichten. **230 kcal, 4 g Fett**
Mittags	**Reispfanne mit Shrimps** ● 50 g Zuckerschoten ● Salz ● 50 g Reis ● 50 g Shrimps (in Salzlake) ● 2 Lauchzwiebeln ● etwas Öl ● Curry ● 50 g TK-Erbsen ● 30 ml Gemüsebrühe ● Pfeffer	Zuckerschoten in kochendem Salzwasser 5 Minuten garen, abgießen. Reis garen. Shrimps abspülen, abtropfen und trockentupfen. Lauchzwiebeln in feine Ringe schneiden. Öl in einer Pfanne erhitzen, Lauchzwiebeln glasig dünsten, Curry darüber stäuben. Den Reis untermengen, Shrimps, Erbsen und Zuckerschoten dazugeben und alles 5 Minuten braten. Mit Gemüsebrühe ablöschen, mit Salz und Pfeffer würzen. **310 kcal, 5 g Fett**
Abends	**Rosmarinkartoffeln mit Quarkdip** ● 250 g kleine Kartoffeln ● 2 EL Olivenöl ● 1 Knoblauchzehe ● 1 Zweig Rosmarin ● Salz, Pfeffer ● 100 g Magerquark ● 1 kleine rote Paprika ● 1 Tomate ● Schnittlauch ● Salz, Pfeffer	Kartoffeln waschen, halbieren, aufs Backblech legen, Öl drüberträufeln. Knoblauch in Scheiben schneiden, mit Rosmarinblättchen, Salz und Pfeffer über die Kartoffeln streuen. Im vorgeheizten Backofen (E-Herd 200 °C, Gas Stufe 3), ca. 40 Minuten backen. Quark glattrühren. Paprika, Tomate, Schnittlauch klein schneiden. Mit Quark mischen, würzen. **491 kcal, 27 g Fett**
Snacks	Morgens und nachmittags jeweils einen Joghurt	
Getränke	Wie an allen anderen Tagen	

3. Woche und 4. Woche   4-Wochen-Plan

Glückwunsch!
Sie haben schon zwei Wochen durchgehalten und ganz bestimmt schon ein paar Pfunde verloren. Jetzt geht´s zum Endspurt, der kinderleicht ist, denn in der 3. und 4. Woche wiederholen Sie einfach die beiden vorhergehenden. Sie können übrigens auch alle Rezepte gegeneinander austauschen und mixen. Wichtig ist nur, dass Sie in dieser Zeit keine Fertiggerichte essen, sondern das frische Obst und Gemüse genießen. Und sich an Vollkornprodukte gewöhnen.

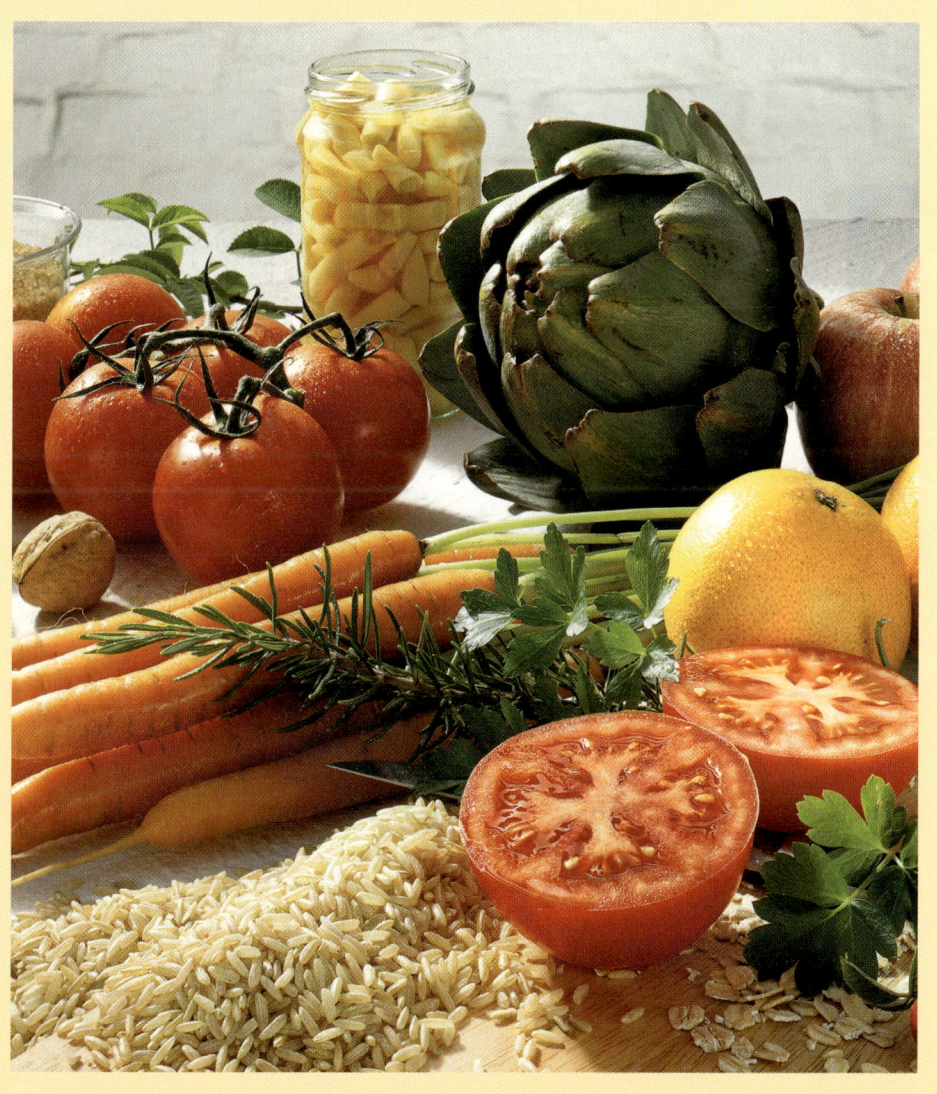

Die besten Slim-Drinks – schne

SCHLANKE DRINKS MIT OBST –

Drink	Rezept	Effekt
Ananassaft	Ananas schälen, in Stücke schneiden und in den Entsafter geben	kurbelt die Verdauung an, entwässert
Ananas-Mix	**2 Möhren schälen, in den Entsafter geben, 1 Banane mit dem Möhrensaft pürieren, 400 ml Ananassaft zugeben**	**toller Sattmacher**
Asia-Grog	1/4 l Birnensaft mit etwas Ingwer, dem Saft 1/2 Limette, 2 Sternanis und 200 ml Pflaumenwein erhitzen	gut gegen Erkältung
Apfelschorle	**Mineralwasser (mit Kohlensäure) und Apfelsaft zu gleichen Teilen mischen, einen Spritzer Zitronensaft zugeben**	**stillt den Durst (ideal beim Sport), gut für den Säure-Basen-Haushalt**
Birnensaft	Birnensaft und Orangensaft zu gleichen Teilen mischen, etwas Zitronensaft zugeben	entwässert, bringt die Verdauung in Schwung
Citrus-Smoothie	**1/8 l Grapefruitsaft mit 1/8 l Fruchtmolke mixen. 100 g Erdbeeren und 1/4 Salatgurke pürieren und zufügen. 3 EL Kokosmilch einrühren**	**super Vitaminkick, macht satt**
Grapefruit-Mix	Grapefruitsaft und Orangensaft zu gleichen Teilen mischen. Etwas Mandarinen-Sirup zufügen	baut das Fett ab, fördert den Stoffwechsel
Heidelbeer-Kefir	**100 g Heidelbeeren mit 2 EL Haferflocken und 200 ml Kefir pürieren**	**gut für die Verdauung, stärkt die Knochen**

gemixt und toll für die Figur

ERFRISCHEN UND ENTSCHLACKEN

Drink	Rezept	Effekt
Heißer Holunder	Saft mit Apfelstückchen aufkochen, mit Honig süßen. Heiß genießen	schützt Zellen und Immunsystem
Himbeer-Molke	**100 g Himbeeren pürieren, mit 100 ml Molke vermischen, gut gekühlt trinken**	**entschlackt, reguliert den Säure-Basen-Haushalt**
Kiwi-Flip	Kiwisaft zu gleichen Teilen mit Mineralwasser mixen, etwas Zitronensaft zufügen	regt die Verdauung an
Mango-Cocktail	**1 Banane mit 1 Spritzer Grenadine und 80 ml Grapefruitsaft pürieren, mit Mangosaft auffüllen. Mit einem Schuss Bitter Lemon mixen**	**Vitaminpower mit Frischekick**
Mango-Drink	Mango-, Ananas- und Orangensaft zu gleichen Teilen mischen, etwas Zitronensaft zugeben	gut für Kreislauf und Nerven
Orangen-Power	**2 Orangen, 1 Grapefruit, 1/2 Zitrone auspressen, mixen**	**unschlagbarer Vitaminkick**
Orangen-Punsch	1/4 l Orangensaft, ein Schuss Rotwein. Orangen- und Zitronenstücke mit etwas Zimt erhitzen (nicht kochen)	wärmt, macht fit
Trauben-Cocktail	**blauen Traubensaft zu gleichen Teilen mit Mineralwasser mischen, Melonenstückchen zugeben**	**kurbelt die Fettverbrennung an**

POWER-DRINKS MIT GEMÜSE –

Drink	Rezept	Effekt
Artischocken-saft	Artischockensaft (aus dem Reformhaus) mit Orangen-saft mischen	kurbelt die Fettverbrennung an
Artischocken-Shake	**1 Becher Joghurt mit 2 EL Artischockensaft verrühren, Schnittlauch und Petersilie zufügen, mit Salz, Pfeffer, Zitronensaft abschmecken**	**kurbelt die Entschlackung an**
Avocado-Dream	1/2 reife Avocado pürieren, 1/4 Salatgurke fein raspeln, mit 1 Becher Joghurt, etwas Mineralwasser mischen, mit Salz, Pfeffer, Ingwer abschmecken	heizt die Verdauung an
Gemüse-Mix	**gleiche Teile Möhren-, Papri-ka- und Tomatensaft mixen, mit Tabasco würzen**	**gut fürs Immunsystem**
Gurken-Flip	1/2 Salatgurke und 1/4 Ret-tich in den Entsafter geben, mit etwas Sahne, Zitronen-saft und Dill vermischen. Mit Salz und Pfeffer abschmecken	entschlackt und entwässert
Möhren-Cocktail	**150 ml Apfelsaft mit 50 ml Möhrensaft mischen, etwas Limettensaft und einen Tropfen Öl zufügen**	**stärkt das Immunsystem, hilft bei der Verdauung**
Rettich-Drink	1 Rettich und 2 Äpfel in den Entsafter geben. Mit Zucker und etwas Schlagsahne mixen	fördert die Fettverbrennung
Rote-Bete-Drink	**100 ml Rote-Bete-Saft mit 100 ml Tomatensaft mixen, mit Salz, Pfeffer und Zitro-nensaft würzen**	**gesunder Energiekick**

HIER GIBT´S VITALSTOFFE SATT

Drink	Rezept	Effekt
Rote-Bete-Cocktail	80 ml Apfelsaft und 20 ml Rote-Bete-Saft mit etwas Meerrettich und Eiswürfeln im Mixer mischen	geballte Vitaminkraft
Sauerkraut-saft	**gibt´s im Reformhaus, als Aperitif trinken**	**hilft beim Abspecken, bringt den Darm in Schwung**
Sellerie-Drink	50 ml Selleriesaft mit 50 ml Gemüsesaft mixen, mit Tabasco würzen	wirkt entgiftend
Heiße Tomate	**2 Tomaten, 1/4 Zwiebel pürieren, mit 100 ml heißer Gemüsebrühe auffüllen, mit Salz, Pfeffer und Zitronensaft abschmecken**	**Vitaminkick mit Schlankeffekt**
Tomaten-Cocktail	100 ml Tomatensaft mit 100 ml Brottrunk verquirlen, mit Salz und Pfeffer würzen, mit Schnittlauch garnieren	toller Fatburner-Drink
Tomaten-Sellerie-Drink	**100 ml Tomatensaft mit 100 ml kalter Gemüsebrühe mixen, mit einer Stange Sellerie garnieren**	**macht satt, hat kein Fett**
Tomaten-Shake	100 ml Tomatensaft mit dem Saft 1/2 Grapefruit mixen, mit Zitronensaft, Ketchup und Pfeffer abschmecken	Figurformer mit Satteffekt
Zwiebel-Shake	**8 Zwiebeln pürieren, flüssigen Honig zugeben, mit Salz, Pfeffer und Tabasco abschmecken**	**heizt den Fettzellen ein, bringt den Darm auf Trab**

SHAKES UND FLIPS MIT MILCH –

Drink	Rezept	Effekt
Ananas-Flip	100 g Ananas mit 150 ml Milch im Mixer verquirlen	bringt neue Energie
Aprikosen-Dream	2 Aprikosen mit 150 ml Buttermilch im Mixer pürieren und mit Vanillezucker süßen	hilft beim Entschlacken
Banana-Flip	1 kleine Banane mit 100 ml Buttermilch pürieren, mit Zitronensaft und Zimt abschmecken	gesunder Sattmacher
Bananen-Shake	1 pürierte Banane mit 1/4 l Milch verrühren, gut gekühlt trinken	gut für die Muskeln, beugt Krämpfen vor
Erdbeer-Milch	100 g Erdbeeren im Mixer pürieren. Mit 1/4 l kalter Milch aufgießen	bringt Power, wirkt entwässernd
Grapefruit-Cocktail	1 Grapefruit auspressen. Den Saft mit 100 ml Buttermilch und 2 TL Honig verrühren	leckerer Vitaminschub
Himbeer-Shake	100 g Himbeeren mit 200 ml Buttermilch und 2 EL Haferflocken verquirlen	entschlackt, hilft gegen Cellulite
Mexiko-Kakao	100 ml Kakao mit etwas Vanillemark, grünem Chili und Honig in einem Topf erhitzen, dann pürieren	pikanter Fitmacher

FÜR DEN SCHNELLEN ENERGIESCHUB

Drink	Rezept	Effekt
Möhren-Milch	1/2 Apfel schälen und reiben, etwas Zitronensaft zugeben, mit je 100 ml Möhrensaft und Sojamilch mischen, evtl. mit Ahornsirup süßen	**ersetzt den Snack für zwischendurch**
Möhren-Cocktail	1 Möhre, 1 Tomate, 1 rote Paprika pürieren, mit 50 ml Milch verrühren, mit Tabasco und Salz abschmecken	Vitalstoffe für den ganzen Tag
Möhren-Apfel-Drink	**100 ml Möhrensaft, 40 ml Apfelsaft, 1 TL Honig mit 80 ml Milch gut vermengen, gekühlt trinken**	**Frischekick an heißen Tagen**
Pfirsich-Aktiv	1 Pfirsich fein würfeln, mit 100 ml Milch und etwas Weizenkleie pürieren	viel Kalzium gegen die Fettdepots
Rhabarber-Flip	**100 ml Rhabarbersaft mit 1/4 l Milch mischen, mit Zucker und Muskat würzen**	**gut für Herz und Kreislauf**
Sanddorn-Drink	3 EL Sanddornsaft (Reformhaus) mit 200 ml Buttermilch verrühren	viele Vitalstoffe
Schoko-Shake	**Aus 1/4 l Milch und 2–3 TL Kakaopulver einen Kakao kochen, mit 1 TL gehacktem Ingwer verrühren**	**kurbelt den Stoffwechsel an**
Vanille-Soja	100 ml Sojamilch mit 100 ml Multivitaminsaft mischen, mit Vanillearoma, Zitrone und Zimt abschmecken	hält den Säure-Basen-Haushalt im Gleichgewicht

Happy End –
nur nicht den Mut verlieren

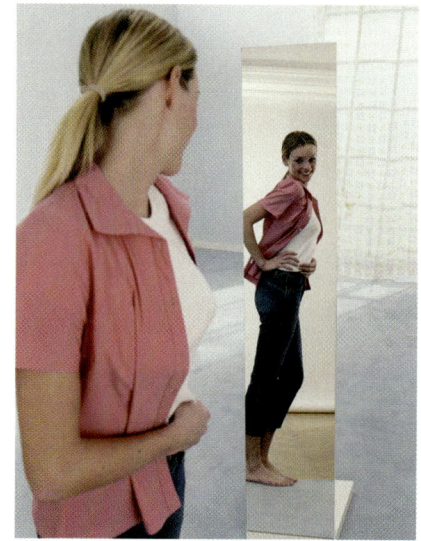

Bei allem Wunsch nach einer Wespentaille: Verlieren Sie niemals die Freude am Leben und am Essen

„Es ist unmöglich,
alles auf einmal zu tun,
aber es ist durchaus möglich,
etwas auf einmal zu tun."

Die Literaturnobelpreisträgerin Pearl S. Buck war eine kluge Frau, und an ihr Motto kann man sich wunderbar halten.

Es geht eben nicht, von jetzt auf gleich die Kilos zu verlieren, die wir uns über Jahre angefuttert haben. Es hat keinen Sinn, in kürzester Zeit aus einem unsportlichen Menschen einen durchtrainierten Helden der Fitness zu machen.

Mit Hauruck-Methoden tun Sie weder sich, noch Ihrer Lebensfreude und schon gar nicht Ihrer Gesundheit etwas Gutes.

Und so können wir ganz zum Schluss noch Irrtum Nr. 101 hinten dran hängen:

101. „Wer dünn ist, ist glücklicher"

Unsinn. Glücklicher ist nur der, der sich rundum wohl fühlt. Und wenn Ihnen das mit weniger Kilos besser gelingt, dann sind Sie mit neuer Ernährung auch in ein neues Leben gestartet. Und auch die Frage „Warum nehme ich nicht ab?" müssen Sie sich ab sofort nicht mehr stellen.

141

Der Text dieses Buches entspricht den Regeln der neuen deutschen Rechtschreibung.

ISBN 3 517 08452 7

Umschlaggestaltung: Reinhard Soll
Gestaltung: edition-1, Büro für Editorial Design, Hamburg
Redaktion: Sandra Reich, Anja Halveland
Fotos: Jump, Hamburg: 40, 43, 140 (Kristiane Vey), 46, 49 (Martina Sandkühler);
Mauritius-Bildagentur, Mittenwald: 10 (Gilsdorf), 13 (Hackenberg); Südwest Verlag,
München: 6 u., 113 (R. Hofmann), 7, 42, 68, 108/109, 117, 119, 124, 132 (M. Holz),
14 (I. Hatz), 30 (Seidensticker), 47 (Gerhard Heidorn), 48, 85 (Nicolas Olonetzky), 52,
72, 112, 125 (R. Seiffe), 58 Einkl., 90, 110 (Felbert/Eickenberg), 67, 114, 127, 131
(A. Plewinski), 94 (Jump/K. Vey), 98 (M. Nagy), 111 (K. Arras), 115, 116 (K. Mewes), 120,
122, 128, 129, 133 o. re., 133 u. re. (M. Urban), 121 (K. Newedel), 123 (B. Bonisolli),
130 (U. Kerth), 133 li. (P. Rees), Freisteller (Südwest Archiv); Superbild, München: U1
(B.S.I.P); Falken Verlag: 80, 135, 136, 137 (K. Arras), 126 (D. Begovic), 134, 138,
139 (A. Schliack); Zefa, Düsseldorf: 6 o. (Masterfile/Janet Bailey), 8/9 (O. Graf),
12 (M. Moellenberg), 58/59 (A. Green), 60 (G. Schuster), 64 (W. Flamisch),
76 (Masterfile/A. Kolb), 82 (Masterfile/P. Arsenault), 91 (Fotostudio FM), 108- Einkl.
(M. Keller)
Bildredaktion: Tanja Nerger

Die Ratschläge in diesem Buch sind von der Autorin und vom Verlag sorgfältig erwogen und
geprüft, dennoch kann eine Garantie nicht übernommen werden. Eine Haftung der Autorin
bzw. des Verlags und seiner Beauftragten für Personen-, Sach- und Vermögensschäden ist
ausgeschlossen.

Satz: edition-1, Büro für Editorial Design, Hamburg
Druck: Těšínská tiskárna, Český Těšín
Printed in the Czech Republic

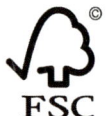

Mix
**Produktgruppe aus vorbildlich bewirtschafteten
Wäldern und Recyclingholz oder - fasern**
www.fsc.org Zert.-Nr. SGS-COC-004278
© 1996 Forest Stewardship Council
FSC

Verlagsgruppe Random House FSC-DEU-0100
Das für den Inhalt eingesetzte Papier
Profibulk 135 g/m², geliefert durch die IGEPA,
wurde in dem FSC- (CoC) zertifizierten Werk
Sappi Alfeld produziert

817 2635 4453 6271